U0901469

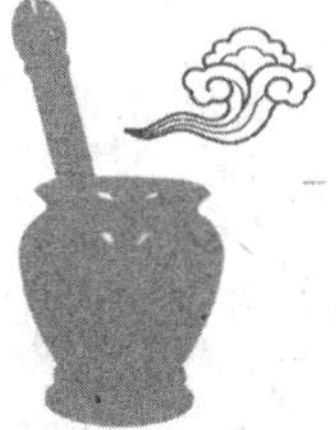

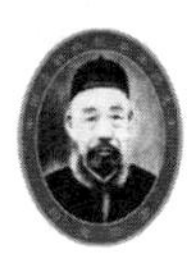

清 | 代 | 御 | 医 | 秦 | 本 | 煜 | 第 | 八 | 代 | 嫡 | 传 | 世 | 医

中华妙方

食疗养生一本通

秦旭东◎编著

江西科学技术出版社

图书在版编目（CIP）数据

食疗养生一本通 / 秦旭东编著 . -- 南昌 : 江西科学技术出版社 , 2024.5

（中华妙方）

ISBN 978-7-5390-9014-6

Ⅰ . ①食…　Ⅱ . ①秦…　Ⅲ . ①食物养生　Ⅳ . ① R247.1

中国国家版本馆 CIP 数据核字（2024）第 095605 号

赣版权登字：-03-2024-118
选题序号：ZK2023438

食疗养生一本通　　秦旭东　编著
SHILIAO YANGSHENG YIBENTONG

出版发行	江西科学技术出版社有限责任公司
社址	南昌市蓼洲街 2 号附 1 号 邮编：330009　电话：（0791）86615241　86623461（传真）
印刷	三河市南阳印刷有限公司
经销	各地新华书店
开本	710mm × 1000mm　1/16
字数	240 千字
印张	15
版次	2024 年 5 月第 1 版
印次	2024 年 5 月第 1 次印刷
书号	ISBN 978-7-5390-9014-6
定价	59.80 元

赣版权登字 -03-2024-118

前言

随着人们生活水平的不断提高，健康长寿已经成为人人关心的话题。如何才能健康？怎样才能长寿？中华妙方为我们打开健康之门，破解长寿密码。

中华妙方，就是流传在中华大地上，对各种疾病的理疗方法。它们有的源于古代医书，有的来自民间智慧，有的甚至是世代相传的秘方。这些方子看似简单，却有着丰富的内涵和神奇的疗效。

首先，中华妙方针对性强、副作用小、使用方便。方子针对具体病症而制定，能直击病灶，迅速缓解病情。由于其成分常见，副作用较小，更适合家庭使用。

其次，中华妙方成本低廉、易得易用、制作简单。方子只需要一些常见的草药、食材或日常用品，价格低廉，易于获取。制作方法简单易懂，无需特殊设备，易于操作。

中华妙方蕴含着前人的智慧和经验，我们通过学习和研究，从中汲取精华，传承和发扬中医文化。同时，我们也可以根据现代医学理论和科技手段，对方子进行改良和创新，使其更加符合现代人的需求。

本书针对日常各种疾病，从头到脚，从内到外，分门别类，节节深入，从根本上讲述疾病的形成原因。本书行文简洁，通俗易懂，让大家高效掌握养生知识，通晓医理病理，防患于未然。

需要注意的是，虽然中华妙方具有诸多优点，但并非适用于所有人和所有病症。使用方子时,我们应咨询专业医生的意见,确保安全有效,以免延误病情。

总的来说,中华妙方是我们守护健康的重要工具。让我们一起发掘和利用这些宝贵的资源,为我们的健康保驾护航。

本书不足之处,敬请读者批评指正。

目录

第一章 肠胃疾病妙方

第二章

心血管疾病妙方

第三章

生理疾病妙方

第四章
皮肤疾病妙方

第五章 日常小病妙方

第六章 疑难杂症妙方

第一章

肠胃疾病妙方

干草蜂蜜治好胃炎

症状：慢性胃炎　胃痛

妙方：甘草10克。开水泡20分钟后，再加2勺蜂蜜，搅拌后，于饭前一小时喝下，每日 3 次，连服 4 周。

药理：甘草与蜂蜜都有杀菌作用，能杀死幽门螺杆菌，尤其是已经具有对常规抗生素耐药的幽门螺杆菌。蜂蜜还有调脾养胃的好处，能有效修复胃黏膜。饭前一小时喝是为了避免引起过多胃酸的分泌，研究表明，饭后进食蜂蜜会使胃酸分泌过多而引起胃反酸，而饭前进食则可减少胃酸分泌。

患胃肠道疾病的人越来越多，尤其是慢性胃炎，不仅仅影响人的肠胃功能，更多情况下还能通过神经反射严重干扰人体的植物神经系统，使病人出现久治不愈的头痛、晕眩、全身疲乏等症状，陷入神经官能症或亚健康状态。

慢性胃炎系指不同病因引起的胃黏膜的慢性炎症或萎缩性病变，其实质是胃黏膜上皮遭受反复损害后，由于黏膜特异的再生能力，以致黏膜发生改建，最终导致不可逆的固有胃腺体的萎缩，甚至消失。本病十分常见，约占接受胃镜检查病人的80%~90%，男性多于女性，随年龄增长发病率逐渐增高。

现已证实幽门螺杆菌是慢性胃炎的主要致病因子。幽门螺杆菌主要存在于口腔和胃肠道内，不少人并不知道自己被感染。若经常感到胃痛(季节、气候变化时易发作)、腹胀、不消化、口臭、泛酸水、嗳气等，就很可能被幽门螺杆菌感染了。

幽门螺杆菌具有极强的传染性，常通过被感染的食物和水进入人体，在胃黏膜上“定居”、繁殖，先导致胃炎，后发展成胃溃疡、胃癌。一般通过三个途径传染：一是碗筷，每天将碗筷煮沸 10 ~ 15 分钟，可杀死多数幽门螺杆菌；二是床铺，带有幽门螺杆菌的人，可通过唾液和呼吸污染被褥、枕头，造成家人之间的传染，故应经常消毒换洗被褥、枕头；三是猫狗等宠物，容易携带幽门螺杆菌，应避免与宠物亲密接触。

药物治疗幽门螺杆菌感染，通常为服用抗生素，但容易产生幽门螺杆菌的耐药性，并带来破坏消化道内益生菌群的副作用。所以，我们不妨考虑利用中药来治疗。我们推荐的妙方就是甘草蜂蜜水。此方的药理在于，甘草与蜂蜜都有杀菌作用，能杀死幽门螺杆菌，尤其是已经具有对常规抗生素耐药的幽门螺杆菌。研究表明，饭后进食蜂蜜会使胃酸分泌过多而引起胃反酸，而饭前进食则可减少胃酸分泌。

如果在使用妙方的同时，能在饮食上加以辅助，将会使慢性胃炎更快愈合。下面介绍几种食物治疗幽门螺杆菌感染的妙方，既能去病，又不伤胃。

首先是卷心菜。卷心菜有抗生素的作用，可杀死包括幽门螺杆菌在内的多种细菌。每天喝 1/4 个卷心菜榨的汁，3 周后可减轻由胃溃疡和十二指肠溃疡造成的腹痛，并有助于两种溃疡病的愈合。卷心菜还含有一种类似生胃酮的化学物质，可刺激胃肠细胞分泌黏液以形成屏障，从而与胃酸隔离，保护胃不受伤害。卷心菜越新鲜抗溃疡的效果越好。

其次是紫皮独头大蒜。可抑制幽门螺杆菌繁殖。新鲜大蒜比较辛辣，杀菌力较强。坚持每日吃饭时生吃 1 个紫皮独头大蒜，两周后抑菌效果即可显现。

还有，由于在慢性胃炎发病中饮食因素占有重要地位,因此养成良好的饮食习惯是防治胃炎的关键,这也是与防治其他疾病不同的地方。进食时做到以下几点，慢性胃炎就治愈了一半：宜嚼，细嚼慢咽可以减少粗糙食物对胃黏膜的刺激；宜节，饮食有节律,切忌暴饮暴食及食无定时；宜洁，注意饮食卫生,杜绝外界微生物对胃黏膜的侵害；宜细，尽量做到进食较精细易消化、富有营养的食物；宜清淡，少食肥、甘、厚、腻、辛辣等食物,少饮酒及浓茶。

其实，患者在日常生活中做好一件事，也能起到防治幽门螺杆菌的作用，这件事就是清洁口腔。口腔是幽门螺杆菌的重要感染源，服用甲硝唑等抗生素治疗，一般对胃中的幽门螺杆菌有杀灭作用，但对口腔里的幽门螺杆菌往往无效，这就容易使口腔中的病菌进入胃肠道导致反复感染发作。所以要防止胃肠道感染，首先要彻底清除口腔中的幽门螺杆菌。在牙菌斑中也存在大量的幽门螺杆菌。当机体抵抗力下降时，随唾液或食物咽到胃内的幽门螺杆菌便兴风作浪，导致胃病的发作。口腔中的幽门螺杆菌还可导致口臭。防治幽门螺杆菌必须注意口腔清洁，最好每月更换牙刷，并坚持每餐饭后漱口刷牙，防止牙垢和牙菌斑的形成。另外，也可自制杀灭幽门螺杆菌的药物牙膏：将薄荷叶 20 克（药店有售）研成粉，挤出牙膏 60 克放在干净容器里，加入薄荷粉搅拌均匀，每日用其刷牙，连续使用 30 日，可有效杀灭寄生在牙菌斑上的幽门螺杆菌。

佩戴假牙的中老年朋友更要注意保持口腔清洁，每晚临睡前，将假牙取下放入洗米水中浸泡，次日起床后将假牙取出，用软毛刷在清水中洗涮干净再戴入口内。洗米水中含有多种生物酶，具有去污功能，可避免牙菌斑形成，而且洗米水对假牙没有腐蚀作用。

米汤的妙用

症状：拉肚子

食　疗：小米粥加盐，空腹饮食。

药理：拉肚子时，人体内消化液会严重流失，进而使人体体液下降，造成脱水。机体在丢失水分的同时，电解质特别是钠离子也发生不同程度的丧失，所以脱水实际上包括水分和电解质的共同丢失。电解质存在于盐水中，因此要多饮盐水。但是，若只喝盐水，小肠上皮细胞内无法形成较高的渗透压，以至于不能很快地吸收水，只有加葡萄糖才能解决这个问题，而补充葡萄糖又不能通过一般的果糖来补充，因为能将果糖水解成葡萄糖的酶是在小肠内产生的，但人在拉肚子时小肠的酶已经所剩不多，无法完成水解功能，所以只能通过米汤当中的淀粉将果糖水解成葡萄糖来补充，因为淀粉真正被分解是靠胰淀粉酶，而胰淀粉酶是由胰脏分泌的。因为胰脏并不在消化道内，所以拉肚子对胰脏功能无影响，可以分泌胰淀粉酶将淀粉水解。至于为什么要喝米汤水而不直接吃米饭，是因为流体食物和酶的接触面积大，能较快地被酶水解，形成较高的葡萄糖浓度，有利于水分的吸收。

提起拉肚子，我们首先要说说脱水。因为拉肚子拉的厉害就会造成体内消化液严重流失，进而使人体体液下降，造成脱水。那么，什么是脱水呢？

机体在某些情况下，由于水的摄入不足或丢失过多，以致体液总量明显减少的现象，称为脱水。机体在丢失水分的同时，电解质特别是钠离子也发生不同程度的丧失，所以脱水实际上包括水分和电解质的共同丢失。脱水持续进行，从皮肤和呼吸器官蒸发的水分相应减少，散热发生障碍，因而使体温升高。此种因脱水所致的发热，通常称为脱水热。严重脱水时，由于细胞外液的渗透压极度增高，故可导致细胞脱水。此时，脑组织体积缩小，内压降低，引起大脑皮层和皮层下各级中枢的功能相继紊乱，所以患病者呈现出运动障碍和昏迷等神经症状，甚至可导致死亡。

一般在脱水情况下，医生都会给病人进行补液，里面的药就是葡萄糖和电解质（盐溶液），以用来补充人体体液的缺失。但吊盐水是一件麻烦的事，所以现在常用口服的方法将葡萄糖和盐溶液一起服下去用来纠正脱水。为什么盐水一定要和葡萄糖一起服用呢？因为单单服盐水，人体对水分的吸收和无机盐的吸收远没有加葡萄糖的效果好。

此外，拉肚子的病人身体虚弱、抵抗力差，胃肠道易并发感染，更应注意饮食卫生，不吃生冷、坚硬及变质食物，禁酒及忌用辛辣刺激性强的调味品，杜绝生食等。不过喝酸奶治拉肚子却是有一定道理的。酸奶中含有益生菌，它可改善肠道微生物平衡，产生有益作用的活的微生态环境。

鸡蛋壳有大用

症状：胃反酸

妙方：将鸡蛋壳洗净打碎，放入铁锅中用文火炒黄（不能焦），然后研末，研得越细越好，最后用白开水送服，1 日 2～3 次，1 次 3～5 克，见效后用量逐减。

药理：现代药理学表明，蛋壳的主要成分是碳酸钙，约占 93%，有制酸作用，研成的粉末进入胃部掩盖在炎症或溃疡的外表，可降低胃酸侵蚀，起到维护胃黏膜的作用。蛋壳中还含蛋白质 3.2%，碳酸镁 1.0%，磷酸钙及磷酸镁 2.8%，这些物质对受损黏膜的修复都很有益。此外，蛋壳的内膜，对胃病特别是溃疡病，有保护胃黏膜的作用。

许多胃病患者早期都有一个共同症状——反酸，尤其是睡觉时或吃了甜食之后。胃灼热、恶心一般是由于胃酸渗漏进食道所引起的，我们知道，胃酸的酸性很高，一般正常成人的胃酸 pH 值都小于 2，因此，我们的胃酸能有效地把吃进去的食物进行消化。由于食道比较短，因此，一旦有很少的食物和胃酸溢出就很容易返流到喉咙里，从而造成反酸。

正常情况下，胃酸是不会返流到食道的，因为在食道和胃之间有一扇小门，医学上称为贲门，处于高压区。贲门的作用可不小。正是因为有贲门的存在，它在我们人体的食道和胃部之间筑起了一道关卡，才能让我们吃进去的食物自如地从食道进入到胃部，同时又能阻挡胃部的胃酸随意地返流回食道，这对于保护食道免受胃酸腐蚀起着相当重要的作用。贲门的关卡作用完全有赖于贲门括约肌的松、缩。一旦贲门括约肌因故而变松，胃部的食物、胃酸等，就会逆流而上，这时，酸度极高的胃酸就会无情地腐蚀我们的食道，从而造成食道黏膜受到强烈的刺激，引起反酸的症状。

其实，我们生活中的一些不良习惯是与反酸症状的出现存在极大关系的。例如，有的人喜欢饭后立即睡觉，有的人嗜爱吃甜品、油炸类食品，等等。这些不良习惯，如果不加注意，久而久之就会引起贲门括约肌的松弛，给我们的食道酿成“祸患”。

一般人都有反酸的经历，不必过分在意。但如果时常发生这种情形，并且同时伴有胃部灼热，就应当及早就医检查了，看看是否患上了返流性食道炎、胃炎或其他炎症等。

鸡蛋壳的主要成分碳酸钙，有制酸作用。蛋壳的内膜，对胃病特别是溃疡病，还有保护胃黏膜的作用。清代和近代的很多名中医都喜欢以此为药引，处方名为凤凰衣。

此外，患者还需注意做到以下几点。

养成良好的饮食习惯。现代人注意保健，就得先从饮食习惯上做好。无论是老年人，还是年青人，每一次进食的份量和速度都要把握住一个“度”，不能贪食、贪快，不然你的消化道可就难受了，不仅容易造成反酸，还容易使人得难缠的胃病，后果不堪设想。因此，要想身体好，首先要养成一个良好的饮食习惯。

饭后不要马上躺下。吃过一顿美味的饭菜以后，美美地睡一觉看似十分诱人，但是如果饭后仰卧，会有发生反酸的可能。如果必须小睡一会儿，可以选择一张舒服的躺椅让你的上半身能部分垂直躺着。如果认为这样还觉得不够好，可以试试饭后散散步，这样既可以使你保持清醒，又不致于胃酸进到食道里。

切勿睡觉前吃夜宵。对于有反酸情况的人，千万不要在睡前 2 小时内吃夜宵。饱腹加上地心吸力，将促进胃酸返流入食道。

保持合理的体型。我们知道，对于肥胖的人，尤其是中心性肥胖的人，他们的腰、腹部都相当地累赘，储积了相当多的脂肪。这样就很容易对胃部造成压迫，从而造成胃酸的逆流，令食道遭殃。因此，对于肥胖的人，首先得加紧减肥，让自己保持合理的体型，才能避免反酸症状的出现。

胃口差吃点红茶饭

症状：食欲不佳

妙方：将 5 克茶叶用 500~1000 毫升开水浸泡五六分钟，然后取一块洁净的纱布将茶水过滤，放米入锅，倒入适量茶水，煮熟即可。

药理：现代研究证明，茶叶中含有的茶多酚能促进人体中消化酶的生成，从而增强胃肠的消化功能，很适合胃口不好的人饮用。

我国民间一直有用茶水煮饭的习俗，这样不仅能促进消化，还可以防病。

米饭中大量的淀粉会抵消茶叶的苦涩，让人增加食欲，胃口大开。秋季和冬季如果胃口差，最好选择红茶水煮饭，因为红茶甘温，有助于提升人体阳气。红茶还含有丰富的蛋白质和糖，能生热暖腹，增强人体的抗寒能力，还可助消化，去油腻。做红茶饭一定要用新鲜的红茶。

养脾胃多吃莲藕

症状：脾胃不良

妙方：把藕连皮切成薄片。为了加快干燥速度，可以先蒸5分钟；然后把藕片平铺在干净的纱布上晒干，等晒干、晒透后，放入研钵中捣成粉末即可。每天早上冲饮一杯。

药理：中医认为，生藕可消瘀凉血、清烦热、止呕渴。妇女产后忌食生冷，惟独不忌藕，就是因为藕有很好的消瘀作用。但生藕性寒，甘凉入胃，对肠胃脆弱的老年人来说，可能会有一定的刺激作用。而把藕加工至熟后，其性由凉变温，虽然失去了消瘀、清热的性能，却变为对脾胃有益，有养胃滋阴、益血、止泻的功效。

秋令时节，正是鲜藕应市之时。鲜藕除了含有大量的碳水化合物外，蛋白质和各种维生素及矿物质的含量也很丰富，民间早有“新采嫩藕胜太医”之说。对于老年人来说，秋藕更是补养脾胃的好食材。

如果想让藕有养胃滋阴、健脾益气的作用，必须把它加工熟后食用。把藕加工制成藕粉，是老年人不可多得的食补佳品，既富营养，又易于消化，有养血止血、调中开胃之功效。平时脾胃不好的老年朋友，不妨趁着新鲜秋藕上市的时候多吃一些，也可自己在家做藕粉。

藕粉的制作方法非常简单：首先，把藕连皮切成薄片，为了加快干燥速度，可以先蒸上5分钟；然后，把藕片平铺在干净的纱布上晒干，等晒干、晒透后，放入研钵中捣成粉末即可。

早餐时，用开水冲上一小碗晶莹剔透的藕粉，淡淡的藕香特别有助于老人开胃。从营养的角度看，不仅能保证摄取到充足的碳水化合物，同时还有补充一些维生素 C 和膳食纤维的作用。如果每天早晨都喝粥，不妨偶尔换换口味，来点藕粉；喜欢吃甜口的，还可以适当加点蜂蜜、红糖或是桂花等。用藕粉做下午的加餐也是不错的选择。

挑选藕的时候很有讲究。购买时要挑表面发黄、藕体粗壮的，断口的地方闻着有一股清香。使用工业用酸处理过的莲藕看起来很白，闻着有酸味。注意要挑选无伤、无烂、无锈斑、不断节、不干缩、未变色的。藕的各部分有不同的加工食用方式，如藕尖部分较薄，可以拌着吃；中间部分适合炒着吃，较老的一般加工制成藕粉、甜食或炸着吃。

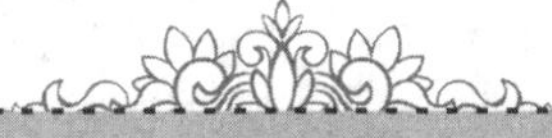

减肥用桑叶

症状：肥胖及高血脂

妙方：取适量桑叶用开水冲泡，隔一晚上，次日清晨空腹饮用，每日三餐前饮，100 天后即可达到减肥效果。之后亦可常喝。

药理：桑叶内含有 1- 脱氧野霉素，这是一种仅存在于桑树植物中的生物碱，含量约 100mg/100g，这种生物碱是一种 α- 糖苷酶的抑制剂。在正常情况下，糖分要依靠这种酶才能分解成小分子糖并被吸收，一旦这种酶失去作用，血液就无法吸收糖分了。因此，有了桑叶水，平时想多吃点高脂肪食物大可放心，因为肠胃不会将脂肪充分吸收了。

肥胖症是一种慢性病，据世界卫生组织估计，是人类目前面临最容易被忽视，但发病率却在急剧上升的一种疾病。除人类外，许多宠物也会罹患肥胖症。

目前肥胖症最常用的测定体内脂肪含量的方法之一是对一个人的体重指数计算。BMI 的计算方法是：

BMI= 体重（kg）/ 身高 ^{2}（m^2）

理想体重：妇女是 BMI=22，男子 BMI=24

一般体重：BMI 在 18.5 到 24.9 之间

超重：BMI 在 25 到 29.9 之间

严重超重：BMI 在 30 到 39.9 之间

极度超重：BMI 在 40 以上

BMI 能直接反映绝大部分成人体内脂肪的百分比，但也有人批评 BMI 的过分简化的计算，按照这个计算方法，肌肉非常发达的人也会被算作超重和患肥胖症。所以对于健美爱好者或者孕妇之类的特殊群体并不适用，而需要采用其他计算方法。亦有一些专家使用腰部宽度来定义肥胖症。腰围绝对值男性 >102 cm，女性 >88 cm 或腰 – 臀比男性 >0.9，女性 >0.85 是向心性肥胖的诊断标准。

脂肪含量增加导致机体对胰岛素反应能力下降，从而导致胰岛素抵抗。脂肪含量增加同样也导致机体（主要是血液）处于炎症状态，增加了栓塞的风险。总之，这些疾病可分成两大类：脂肪体积的增加导致的疾病，包括骨关节炎、阻塞性睡眠呼吸暂停综合征、社交障碍等；脂肪细胞增加导致的疾病，比如糖尿病、癌症、心血管疾病、非酒精性脂肪肝等。

无数的人用了无数种方法减肥，结果没有几个如愿的，那么，到底什么样的方法才管用呢？这里推荐妙方桑叶水。具体做法是取适量桑叶用开水冲泡，隔一晚上，次日清晨空腹饮用，每日三餐前饮。100 天后即可达到减肥效果，之后亦可常喝。

桑叶中不仅含有生物碱，而且还含有丰富的 γ 氨基丁酸和植物淳，其含量是高档绿茶的 3–4 倍，具有减肥、美容、降血糖的作用。

桑叶茶可以减肥，就是与桑叶“消肿”“清血”的作用有关。桑叶茶之所以能够消肿，是因为桑叶有利水的作用。利水作用与利尿作用不同，利水不光可以促进排尿，还可以使积在细胞中的多余水分排走。所以桑叶茶能够改善水肿现象。清血是将血液中过剩的中性脂肪和胆固醇排清。血液中的中性脂肪或胆固醇增加过多就是高脂血症，所以胖人多为高脂血症患者。桑叶有改善这种高血脂的作用。只要坚持喝桑叶水，并且适量运动，就不必再为肥胖发愁了。

此外，还可以靠吃黑木耳来达到减肥的目的。具体做法是，取黑木耳15克，打成粉末，加温开水一杯搅匀，三餐前半小时服用，一月为一疗程。其药理在于，黑木耳含有大量的纤维素，纤维素进入肠道可以抑制肠道淀粉酶的活性，延缓糖类的吸收过程，同时增加粪胆汁酸和胆固醇的排出，阻断胆汁酸的肠肝循环，改变肝脏脂蛋白及胆固醇的代谢。简言之，就是一方面可以阻断脂肪吸收，另一方面可以促进脂肪排出体外。此外，黑木耳的奥妙还在于，它本身能量很小，但进入体内会遇水膨胀，让人有饱胀感，进而减少其他食物的进食，这是非常有利于减肥的。当人体连续没有新的脂肪补充时，根据能量守恒的道理，就要开始耗费已有脂肪了，那么，肥胖者已有的脂肪就会随着时间的推移一点点被消耗掉。这样，体重就逐渐减下来了。

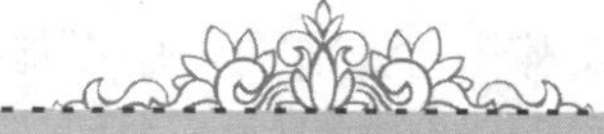

治便秘试试核桃

症状：便秘

妙方：每天早晚各吃几块核桃肉或者闲时随意吃点，每天控制在50克之内为佳。同时空腹做仰卧起坐100个，或沿着结肠走向顺时针按摩腹部，刺激肠道、促进肠蠕动。

药理：中医学认为，便秘是因为患者血虚、津少，不能滋润大肠，大肠里津液不足所致的大便秘结，如果像西医所述一味采用泻药治疗，只会让津液在原有的基础上丢失更多，所以，根本办法是要增加津液，而核桃的作用正在于此。核桃内含有丰富的核桃油，还有大量的粗纤维，被咀嚼以后，核桃油能软化大便，润滑肠道，而粗纤维则能吸水膨胀，刺激肠道运动，从而达到治疗便秘的效果。

便秘是指一种症状，或以便秘为主要症状的综合征（包含一组疾病，而非指某一种特定的疾病）。不同患者对便秘的描述也不同，最常见的是排便费力（52%）、粪便硬结（44%）、排便不尽感（34%）、排便频率减少（33%）等。

当结肠（大肠）肌肉无法有规律地正常运作，以致粪便未能如常排出体外，便会造成便秘。便秘的成因很多，部分人的病因也不只一个。以下是一些可能会导致便秘的情况：生活习惯产生变化，例如假期或外游；长者比年轻一辈较常出现便秘；疾病及药物的诱因；抑压便意；怀孕或更年期期间荷尔蒙产生变化；服用某些药物包括制酸剂、强效止痛药（如吗啡）及一些抗抑郁药；部分疾病例如柏金逊症或糖尿病等。

排便的真正含义在于完成了一个循环。人每天的生命都有它的循环轨道。排便受阻就是循环障碍，生命的环节就在一个链条上出现问题了。轻则导致便秘，重则导致直肠癌或体内积蓄中毒所引发的种种疾病。即使是美容，都不能忽视便秘的问题。

研究表明，白领已经成为便秘高发的人群，便秘的发病率已经达到4%以上。职场人士易患便秘，也不难理解，如膳食结构不合理，蔬菜水果、五谷杂粮吃得太少，膳食纤维严重缺乏，导致大便形成困难，肠动力不足。坐的时间太长，运动太少，肠道蠕动少。还有生活不规律，睡觉时间不准时，错过排便的最佳时间等。新陈代谢的规律告诉我们，早上6–7点是大肠蠕动最旺盛的时间，因此，有必要养成此间大便的习惯。

西药治疗便秘按照泻下通便的机理，分为如下三类。

第一类是刺激性泻药。这类泻药及其体内代谢产物直接刺激肠壁，使肠蠕动加强，从而促进粪便排出。如导片、蓖麻油、大黄等。此类泻药是便秘病人最常自服的药物，如果长期使用会引起肠道应激性降低的副作用，所以不宜常用。

第二类是稀释性泻药，又称容积性泻药。这类泻药能阻止肠道吸收水分，使肠内容积增大。同时它们口服后很难吸收，能在肠内形成很高的渗透压，使水分和食糜容量增大。由于容量大，肠道被扩张，机械性地刺激肠道，引起肠蠕动增强而排便。这类泻药有硫酸镁、硫酸钠（芒硝）等。

第三类是润滑性泻药。如液体石蜡、食用油等。这类泻药能润滑肠壁、软化大便，使粪便易于排出。液体石蜡口服或灌肠后不被吸收，同时可以阻碍肠中水分的吸收。作为理想的通便剂，但有油渍污染内裤的现象，长期应用可干扰维生素 A、维生素 D、维生素 K 以及钙、磷的吸收。

既然西药多引起副作用，不如用中药来治疗便秘。这里推荐吃核桃。每天早晚各吃几块核桃肉或者闲时随意吃点，每天控制在 50 克之内为佳。用核桃来治疗便秘的药理在于，核桃内含有丰富的核桃油，还有大量的粗纤维，被咀嚼以后，核桃油能软化大便，润滑肠道，而粗纤维则能吸水膨胀，刺激肠道运动，从而达到治疗便秘的效果。此外，核桃里还含有卵磷脂等营养成分，能促进神经细胞生长，起到健脑作用。另有人主张使用胖大海来解除便秘，实为不妥。众所周知，胖大海见水会膨胀，进而刺激肠胃蠕动，不过这与我们上面提到的机械刺激无两样，长期服用有害无利，不能从根本上改善肠胃功能。

除了服食核桃外，治疗便秘还要注意养成良好的生活习惯。如早上空腹饮水，这样水来不及在肠道吸收便到达结肠，有利于软化肠内容物，帮助排便；饮食上注意补充芹菜、橙子、全麦食品等含粗纤维量高的食物；晚上空腹做仰卧起坐 100 个，或沿着结肠走向顺时针按摩腹部，刺激肠道、促进肠蠕动等。

老陈醋清肠有一招

症状： 肠道有毒

妙方： 多食老陈醋。

药理： 老陈醋中含有丰富的氨基酸和某些酵解酶类，以及各种不饱和脂肪酸。服用老陈醋能促进肠道蠕动、降低血脂、中和某些毒素、维持肠道内环境的生态菌群平衡。

现代科学研究表明，老陈醋中含有丰富的氨基酸和某些酵解酶类，以及各种不饱和脂肪酸。服用老陈醋能促进肠道蠕动、降低血脂、中和某些毒素、维持肠道内环境的生态菌群平衡。应用食疗治疗习惯性便秘，用老陈醋不仅有效，而且没有毒副作用。如在每餐的汤菜中放六七滴老陈醋，会使汤菜味道鲜美，还能治病养颜，长期坚持，便秘的顽疾也会渐渐遁去。如果便秘的顽疾由来已久，则可每天早晨空腹服一口老陈醋，再喝一杯冷开水，服用一个星期后，就会收到一定的疗效。

由于食醋中含有醋酸，具有收敛的作用，不仅可以抑制细菌繁殖，甚至能杀死食物里的部分有害细菌。醋能改变痢疾杆菌偏碱性的生存环境，并将其杀死；酸性环境又能使大蒜的杀菌功能增加 4 倍，所以醋与大蒜合用，对治疗痢疾、肠炎效果很理想。

为了让醋更加符合口味，可以制作老醋花生食用。花生配醋，不但口味好，而且有增进食欲、促进消化、杀菌等功效。花生虽然被称为“长生果”，但毕竟脂类含量高、热量大，而醋所含的有机酸恰好是解腻又生香的，因此，用醋浸泡花生米一周以上，每晚吃 7 ~ 10 粒，坚持服用，可取得降血压、软化血管、减少胆固醇堆积的效果。需注意的是，食用老醋花生要适量，最多食十几粒，吃后一定要及时漱口，否则对牙齿健康不利。

减掉啤酒肚，试试豆制品

症状：啤酒肚

妙方：多饮食豆制品。

药理：很多营养师认为，肥胖不是营养过剩，而是因为结构性的营养不良造成的。由于生活条件改善，人们过度食用含动物性脂肪的食品，造成内分泌和脂肪代谢失调，进而引起脂肪积蓄。因此，减少动物性脂肪的摄取，增加天然植物食品在饮食中的比例，便是健康减肥的方法之一。

啤酒肚，又叫“罗汉肚”。随着年龄增长，男性深睡眠阶段减少，由于睡眠质量差，荷尔蒙的分泌会随之减少，荷尔蒙的缺乏使体内脂肪增加并聚集于腹部，而且年纪越大影响越明显。此外，很多中年人长时间坐办公室，缺乏运动，容易造成腹部脂肪囤积。在工作压力较大时，不少人会饮食过量，导致消化不良，这也易造成体重超标。

腹部肥胖是加速衰老的主要因素之一。目前已证明有 15 种以上导致死亡的疾病与腹部肥胖有直接关系，其中包括冠心病、心肌梗死、脑栓死、乳腺癌、肝肾衰竭等。此前，有研究表明，挺着“啤酒肚”的男性得高血压的概率是正常男性的 8 倍，得冠心病的概率是常人的 5 倍，得糖尿病的概率是常人的 7 倍，脑出血和脑梗死等疾病在“啤酒肚”男性中也很常见。

想要消除啤酒肚除了控制饮食，多做运动，还有个诀窍就是饮食豆制品。

据研究显示，豆浆中富含的大豆蛋白质，不仅能供给人体充分的营养，还能促进过量胆固醇的排泄，使血液中的胆固醇下降，并促进脂肪燃烧；大豆皂素可抗氧化和预防动脉硬化；大豆卵磷脂则能抑制脂肪的囤积，还可改善失眠状况。

因此，经常摄取高脂肪、高卡路里、高蛋白的人，不管想不想减肥，为了健康都可以饮用豆浆，帮助调整内分泌与脂肪代谢系统，进而分解多余脂肪、清洁体内肠壁、降低血液中的胆固醇。

另外，大豆中所含的蛋白质一般为30%-50%，其中黑大豆达50%以上。不仅含量高，而且质量也较好。豆类是最好的植物性优质蛋白质，8种必需氨基酸的组成与比例也符合人体的需要，类似动物蛋白质，并含有丰富的赖氨酸，是粮谷类蛋白质互补的理想食物来源。有人计算，500克黄豆的蛋白质含量相当于1000克多瘦猪肉或1500克鸡蛋或6000毫升牛奶。所以黄豆被人们称之为“植物肉”“绿色的乳牛”等。新鲜的豆腐经过冷冻之后，会产生一种酸性物质，这种酸性物质能够破坏人体内积存的脂肪，达到减肥的目的。冻豆腐虽然经过冷冻，但是营养成分不会受到破坏，不会造成明显的饥饿感。所以多吃豆腐，尤其是冻豆腐，对于许多急于减肥的朋友是很有益处的。

酒后不伤身的秘密

症状：酒后症状

妙方：饮用蜂蜜水和西红柿汁。

药理：蜂蜜中含有一种特殊的果糖，可以促进酒精的分解吸收，减轻头痛症状，尤其是红酒引起的头痛。另外蜂蜜还有催眠作用，能使人很快入睡，并且第二天起床后也不头痛。西红柿汁也是富含特殊果糖，能帮助促进酒精分解吸收的有效饮品，一次饮用 300mL 以上，能使酒后头晕感逐渐消失。实验证实，喝西红柿汁比生吃西红柿的解酒效果更好。饮用前若加入少量食盐，还有助于稳定情绪。

既然喝酒，就要会解酒，否则不仅醉醺醺有失礼仪，接踵而至的头痛、头晕、反胃、发热……也不会让你好受。“有备而喝”才是上策，以下 9 种解酒食品是最新研究心得，帮你专门应对各种酒后不适。

1. 蜂蜜水——治酒后头痛。

喝点蜂蜜水能有效减轻酒后头痛症状。美国国家头痛研究基金会的研究人员指出，这是因为蜂蜜中含有一种特殊的果糖，可以促进酒精的分解吸收，减轻头痛症状，尤其是喝红酒引起的头痛。另外蜂蜜还有催眠作用，能使人很快入睡，并且第二天起床后也不头痛。

2. 西红柿汁——治酒后头晕。

西红柿汁也是富含特殊果糖，能帮助促进酒精分解吸收的有效饮品，一次饮用 300mL 以上，能使酒后头晕感逐渐消失。实验证实，喝西红柿汁比生吃西红柿的解酒效果更好。饮用前若加入少量食盐，还有助于稳定情绪。

3. 新鲜葡萄——治酒后反胃、恶心。

新鲜葡萄中含有丰富的酒石酸，能与酒中乙醇相互作用形成酯类物质，降低体内乙醇浓度，达到解酒目的。同时，其酸酸的口味也能有效缓解酒后反胃、恶心的症状。如果在饮酒前吃葡萄，还能有效预防醉酒。

4..西瓜汁——治酒后全身发热。

西瓜汁是天生的白虎汤（中医经典名方），一方面能加速酒精从尿液排出，避免其被机体吸收而引起全身发热；另一方面，西瓜汁本身也具有清热去火功效，能帮助全身降温。饮用时加入少量食盐，还有助于稳定情绪。

5. 柚子——治酒后口气。

李时珍在《本草纲目》中早就记载了柚子能够解酒。实验发现，将柚肉切丁，蘸白糖吃更是对消除酒后口腔中的酒气和臭气有奇效。

6. 芹菜汁——治酒后胃肠不适、颜面发红。

酒后胃肠不适时，喝些芹菜汁能明显缓解，这是因为芹菜中含有丰富的分解酒精所需的 B 族维生素。如果胃肠功能较弱，则最好在饮酒前先喝芹菜汁以做预防。此外，喝芹菜汁还能有效消除酒后颜面发红症状。

7. 酸奶——治酒后烦躁。

蒙古人多豪饮，酸奶正是他们的解酒秘方，一旦酒喝多了，便喝酸奶，酸奶能保护胃黏膜，延缓酒精吸收。由于酸奶中钙含量丰富，因此对缓解酒后烦躁症状尤其有效。

8. 香蕉——治酒后心悸、胸闷。

饮酒后感到心悸、胸闷时，立即吃 1 ~ 3 根香蕉，能增加血糖浓度，使酒精在血液中的浓度降低，达到解酒目的，同时减轻心悸症状，消除胸口郁闷。

9. 橄榄——治酒后厌食。

橄榄自古以来就是醒酒、清胃热、促食欲的“良药”，能有效改善酒后厌食症状。既可直接食用，也可加冰糖炖服。

还有就是，大家都以为茶能解酒，却不知酒后忌饮茶。李时珍在《本草纲目》中记载：酒后饮茶伤肾，致腰腿坠重，膀胱冷痛，兼患痰饮水肿。现代医学研究也指出，茶水会刺激胃酸分泌，使酒精更容易损伤到胃黏膜；同时，茶水中的茶碱和酒精一样会导致心跳加速，更加重了心脏负担。

护肝的好东西

症状： 脂肪肝

妙方： 常食山楂。

药理： 山楂入胃后，能增强酶的作用，促进肉食消化，有助于胆固醇的转化。同时，山楂含有熊果酸，能降低动物脂肪在血管壁的沉积，所以，对于“脂肪肝”或是肥胖者来说，吃些山楂、山楂片、山楂丸或用山楂泡水喝等，均可消食去脂，是很好的保肝食品，也是防治心血管病的理想保健食品。

肝脏，是人体消化系统中最大的消化腺，成人肝脏平均重达1500克。肝脏是新陈代谢的重要器官。体内的物质，包括摄入的食物，在肝脏内进行重要的化学变化：有的物质经受化学结构的改造，有的物质在肝脏内被加工，有的物质经转变而排泄体外，有的物质如蛋白质、胆固醇等在肝脏内合成。肝脏是体内的一座化工厂。

肝脏这座化工厂还能促使一些有毒物质改进，再排泄体外，从而起到解毒作用。寄生在肠道内的细菌如腐败分解时，可释放出氨气，这氨有毒性，可令人昏迷。肝脏将氨转变为尿素，然后排泄体外，这样便避免了中毒。人们如果饮酒，酒精到体内产生乙醛，可与体内有重要生理活性的物质结合，产生毒性反应，产生醉酒的症状；但肝脏可将乙醛氧化为醋酸而祛除。如果酗酒过度，超出肝脏的解毒能力，便会酒精中毒，严重的可引起生命危险。人们因病服用药品时，药物除能治病外，往往还有一定毒性，正如俗语“入药三分毒”，这时肝脏又能将药物改造，变为水溶性物质，从尿或粪中排除。

这样看来，我们必须珍重肝脏，保护其功能，保持体内物质转换正常，可是，肝脏又是一个脆弱的器官，如不好好保护，便可致病。我国估计有近亿人是肝炎患者或肝炎病毒携带者。这些人的肝细胞、血液、粪或尿中带有病毒，可经过口、输血、注射等途径传染给他人。特别在其疾病的潜伏期、恢复期或隐性传染后，传播病毒的机会更多。病毒侵入肝脏后，肝脏的毛细血管通透性增高，肝细胞变性肿胀，肝脏内出血，炎性细胞浸润，导致肝脏肿大，正常功能衰退。大部分病人可治愈，但少数迁延不愈，变成慢性肝炎。肝病患者体质衰弱，脸色晦暗无华；肝脏明显肿大，质地稍硬，舌质呈绛紫色，食欲缺乏，人易疲乏，有些患者出现肝硬化，甚至演变为肝肿瘤。

正常肝脏的脂肪含量很低，因为肝脏能将脂肪与磷酸及胆碱结合，转变成磷脂，转运到体内其他部位。肝功能减弱时，肝脏转变脂肪为磷脂的能力也随而减弱，脂肪不能转移，便在肝脏内积聚，成为脂肪肝。脂肪积聚过多时，更可能发展为肝硬化，产生一系列症状。

随着人们生活水平不断提高，社交应酬活动的增多和缺乏运动，脂肪肝的发病率正处于上升阶段。种种不健康的生活方式让适龄人群中约 10%的人都患有不同程度的脂肪肝，它瞄准的不只是中老年人，近几年，白领人士患脂肪肝的病例也在逐步上升。

也许有人会想，脂肪肝与脂肪有关，那肯定都是胖人的事，与瘦人无关。如果你这么想，那就大错特错了。其实，过瘦也容易患上脂肪肝。

据调查显示，80%的脂肪肝患者与过量饮酒、营养过剩、运动量少、生活无规律有关。其中以嗜酒和营养过剩型脂肪肝的发病人群最多。瘦人患病主要是由于营养不良，蛋白质缺乏，从而导致低密度脂蛋白合成减少，造成肝转运甘油三酯发生障碍，脂肪在肝内堆积，从而形成脂肪肝。因此千万不能小视它，这个潜藏在我们体内的杀手，会时刻危害我们身体的健康与安全。

其实，每天多走一段路，多爬一层楼，就当是散步了，还省了车费和油钱，时间一长，还可节约出一笔不小的开支，也是个不错的理财方式。另外，碳酸型饮料要少喝，里面含有大量的防腐剂、碳酸，喝多了会伤害皮肤，造成色素沉积，毛孔粗大，不利于美容，而且还会加速体内钙的流失。果汁还是自制的最有营养，最重要的就是不含添加剂，既能为身体补充充足的维生素，还能美容和养生。

具有养肝去脂功效的有益食品首推山楂。一说到山楂，人们首先想到它能助消化。其实山楂除了消食外，还有很多功效。山楂有很高的药用价值，它的果、叶、核、根、茎均可入药。我国 1/3 的中成药里均含有山楂。

山楂入胃后，能增强酶的作用，促进肉食消化，有助于胆固醇的转化，同时，它含有熊果酸，能降低动物脂肪在血管壁的沉积，所以，对于“脂肪肝”或是肥胖者来说吃些山楂、山楂片、山楂丸或用山楂泡水喝等，均可消食去脂，是很好的保肝食品，也是防治心血管病的理想保健食品。长期食用山楂，具有降低血压、血脂的作用，可防治高血压、冠心病、动脉硬化等疾病。

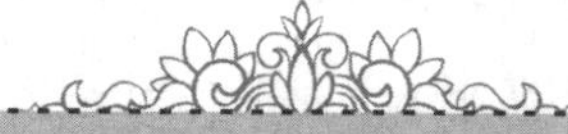

吃素的瘦人也会患脂肪肝

症状：脂肪肝

妙方：饮食要荤素搭配。

药理：常年素食会使营养摄入不能满足机体需要，体内缺少蛋白质和维生素，影响蛋白及磷脂的合成，致使脂蛋白生成不足，缺乏胆碱、氨基酸或趋脂物质，从而引起人体内的白蛋白合成减少，促使脂肪组织分解和动用脂肪，大量脂肪酸从脂肪组织中释放进入肝脏，最终导致肝内脂肪积蓄，形成营养不良性脂肪肝。

40 岁的杨先生对自己的体检结果感到很惊奇：自己一向身材清瘦，已坚持吃素十多年了，体检时竟然查出了脂肪肝。杨先生对体检结果产生了怀疑，自己不抽烟，只喝点酒，平时素食而且食不过量，零食是瓜子之类的果仁类，怎么还会患上脂肪肝?

其实，认为“吃素食的瘦人不会患脂肪肝”是一个误区。脂肪肝不只是胖人的专利，瘦人同样也会患上脂肪肝，不过，这种脂肪肝并非营养过剩所引起，而是由于营养不良所导致。像杨先生这样，十多年来坚持素食和节食，使营养摄入不能满足机体需要，体内缺少蛋白质和维生素，影响蛋白及磷脂的合成，致使脂蛋白生成不足，缺乏胆碱、氨基酸或趋脂物质，从而引起人体内的白蛋白合成减少，促使脂肪组织分解和动用脂肪，大量脂肪酸从脂肪组织中释放进入肝脏，最终导致肝内脂肪积蓄，形成营养不良性脂肪肝。因此，吃素吃出脂肪肝也就不足为奇了。

除了长期素食可引发脂肪肝外，其他一些消耗性疾病和行为同样可出现脂肪肝，如长期腹泻、肺结核、长期厌食、吸收不良综合征以及过度减肥等。特别值得一提的是药物减肥，几乎所有的减肥药对肝脏都有损伤，再加上减肥者严格节食，更易患上脂肪肝。

在日常的生活习惯中，喝酒和吃瓜子等果仁也是患上脂肪肝的诱因之一。众所周知，酒易伤肝，酒精进入人体后 90%在肝脏代谢，长期饮酒可引起肝内脂肪氧化减少，引发酒精性脂肪肝。而瓜子等果仁类食物，本身所含的蛋白质和油脂比较重，像葵花籽，光是脂肪含量就占了一半，热量比较高，长期进食过多会加重肝脏负担，也是诱发脂肪肝的元凶之一。

事实上，引起脂肪肝的原因是复杂的，也没有特效的治疗药物。只要人们在日常生活中注意合理搭配饮食，增加蛋白质的摄入量，重视脂肪的质和量，戒酒限糖限盐，减少胆固醇的摄入量，保持生活规律，避免服用伤肝药物，积极参加运动，就可远离脂肪肝。

甘草泡水有妙用

症状：肝炎，排毒功能衰弱

妙方：甘草20克,泡水饮用。每2天换新鲜甘草。饭前喝最好，早晨起床后不宜先喝，应在饮完1杯温开水后再喝。

药理：甘草甜素和甘草次酸能使急性肝炎的肝细胞坏死和气球样变明显减轻，对慢性肝炎的肝细胞亦有良好的保护作用。当前，治疗肝炎主要是通过抗病毒，诱导干扰素，调节机体免疫以及抗炎等作用来实现，甘草甜素具有直接对抗肝炎病毒和诱导干扰素抑制肝炎病毒的作用。

甘草的主要成分是甘草皂苷，甘草皂苷又称甘草酸，由于有甜味，又称为甘草甜素。抗病毒作用是甘草酸类成分的主要药理作用之一。近年来，有关甘草酸对肝炎病毒、艾滋病毒及其他病毒的作用研究和应用，取得了较大的进展。由于甘草甜素具有高甜度、低热量、起泡性及溶血性较低、安全无毒等优良特性，现已有甘草甜素片制剂正式在临床上用于治疗乙肝。

研究表明，甘草甜素和甘草次酸能使急性肝炎的肝细胞坏死和气球样变明显减轻，对慢性肝炎的肝细胞亦有良好的保护作用。当前，治疗肝炎主要是通过抗病毒，诱导干扰素，调节机体免疫以及抗炎等作用来实现，甘草甜素具有直接对抗肝炎病毒和诱导干扰素抑制肝炎病毒的作用。同时，甘草酸可明显减轻肝细胞脂肪变性及坏死，减轻肝细胞间质炎症反应，抑制肝细胞纤维增生以及促进肝细胞再生等，且该药副作用小，是一种治疗乙型肝炎值得重视与推广的药物。

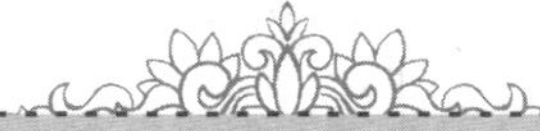

常吃橙子不得胆结石

症状：胆结石

妙方：常食橙子。

药理：橙子中的维生素C可以抑制胆固醇在肝内转化为胆汁酸，从而使胆汁中胆固醇的浓度下降，两者聚集形成胆结石的机会也就相应减少。此外，橙皮中所含有的果胶也可以促进食物通过胃肠道，使胆固醇更快地随粪便排出体外，以减少胆固醇的吸收。得了胆结石的人，除了吃橙子外，用橙皮泡水喝，也能起到不错的治疗效果。

胆囊是含有平滑肌及弹力纤维的囊性器官，它具有储存胆汁，分泌、吸收胆汁成分及通过收缩运动向肠内驱送胆汁的作用。胆汁是机体的一种极重要的体液，每日的生理分泌量800~1000毫升，即每小时30~40毫升的生成量。胆汁不仅参与脂质和脂溶性维生素的消化吸收，而且还是体内许多代谢产物的内外源性有害物资的排泄途径。

胆结石是胆管树内（包括胆囊）形成的凝结物。依据结石化学成分不同，结石通常包括胆固醇结石、胆色素结石或二者的混合物。胆结石是胆囊癌发病诱因。胆囊长期受慢性炎症和胆结石内胆酸、胆碱的刺激，容易使胆囊黏膜发生癌变。由于胆囊癌患者往往都有胆结石，因此诊断时经常误诊。

饮食调控是防止胆石症、胆囊癌发生的最理想预防方法。预防胆结石应注意饮食调节，膳食要多样，此外，生冷、油腻、高蛋白、刺激性食物及烈酒等易助湿生热，会使胆汁淤积，也应该少食。

富含维生素A和维生素C的蔬菜和水果、鱼类及海产类食物则有助于清胆利湿、溶解结石，应该多吃。这里向大家推荐橙子。

橙子中的维生素 C 含量很高，一直都是很多人爱吃的水果。但对于女性来说，多吃橙子还有一个令她们意想不到的好处，就是减少胆结石的发病率。

美国曾有一项调查显示，在全美 1900 万名胆囊炎患者中，有 2/3 是女性。妇女容易患胆囊结石，是因为雌激素会使胆固醇更多地聚集在胆汁中，导致其中胆固醇浓度过高而形成结石。而橙子对减少胆结石的发生会起到明显作用。因为橙子中的维生素 C 可以抑制胆固醇在肝内转化为胆汁酸，从而使胆汁中胆固醇的浓度下降，两者聚集形成胆结石的机会也就相应减少。此外，橙皮中所含有的果胶也可以促进食物通过胃肠道，使胆固醇更快地随粪便排出体外，以减少胆固醇的吸收。得了胆结石的人，除了吃橙子外，用橙皮泡水喝，也能起到不错的治疗效果。

中医的观点认为，有些人是不适合吃橙子的。比如有口干咽燥、舌红苔少等现象的人。中医认为，这是由于肝阴不足所导致的，而橙子吃多了更容易伤肝气，发虚热。

除了橙子以外，水果中如猕猴桃、鲜枣、草莓、枇杷、柿子等，维生素 C 含量较高，多吃也可以起到预防胆结石的效果。

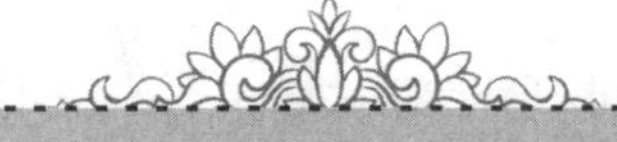

找对食材轻松减肥

症状：肥胖

妙方：取黑木耳 15 克，打成粉末，加温开水 1 杯搅匀，三餐前半小时服用，1 个月为一疗程。

药理：黑木耳含有大量的纤维素。纤维素进入肠道可以抑制肠道淀粉酶的活性，延缓糖类的吸收过程，同时增加粪胆汁酸和胆固醇的排出，阻断胆汁酸的肠肝循环，改变肝脏脂蛋白及胆固醇的代谢。简单来说，就是一方面可以阻断脂肪吸收，一方面可以促进脂肪排出体外。此外，黑木耳的奥妙还在于，它本身能量很小，但进入体内会遇水膨胀，让人有饱胀感，进而影响对其他食物的进食，这是非常有利于减肥的。

在全球范围内，“减肥”似乎成了永不过时的热门话题。不断翻新的减肥方法，可谓是你方唱罢我登场，都试图在迎合人们的一个愿望——快速瘦身。然而，现实却与愿望相反，热衷于减肥的人们常常发现不是减肥无效，就是出现“反弹”，减肥已使不少人陷入了“泥潭”。

适度减轻体重，即减轻10%甚至5%的体重，就足以控制或改善很多肥胖并发症，如糖尿病、高脂血症、冠状动脉硬化等。从根本上说，正是这些并发症，严重危害了肥胖者的健康。腹部内脏脂肪的多少，对判断肥胖的危险度有很大意义，国外常用腰围与臀围比值来评估。若男子此比值大于1.0，女子大于0.8，将被视为高危险的上体肥胖症。

目前，大多数的肥胖治疗方法能够使体重有所减轻，而大多数减肥者的体重又在5年之内回复到未治疗时的水平。因此，如果盲目追求理想体重，这个传统目标既极难达到又极难维持。

人胖，胖在体内脂肪过多，这已是一种众所周知的常识。然而，脂肪为什么会过多?为什么有的人吃来吃去不见胖，有的人却特别容易发胖呢？根源首先要从“代谢”上找。

人体好比是一座“生化工厂”。人每天从食品中摄入的营养物质——脂肪、蛋白质、维生素、糖等，都在“生化工厂”中经过酶系统的参与分解，随后被消化、吸收。酶系统中与脂肪合成关系最密切的是胰脂肪酶。胰脂肪酶的活性度过高、分泌力过强，就会导致脂肪代谢紊乱，调整失去平衡，不仅使脂肪产量过多，而且使人体对脂肪的吸收过量。这种代谢异常状况如果长期不予以纠正，久而久之，过量脂肪就在机体各组织及皮下堆积，脂肪细胞的体积随之扩大，于是人就在不知不觉中一天天胖起来了。

由此，我们就可以知道形成肥胖的物质因素虽然在于脂肪过量，而导致脂肪过量的根源主要在于人体代谢系统出了问题。此外，肠的蠕动功能差，蠕动频率低，蠕动振幅小，使过量脂肪不能顺畅地排出体外，也是肥胖主要原因之一。所以不少肥胖者都同时并存便秘。一方面脂肪产生和吸收过多，一方面脂肪排出过少："收支"严重失衡，于是就出现了脂肪"满仓"。以上是从人体内因上分析。从生活习惯方面讲，肥胖与饮食结构不合理，缺乏运动，也有不可忽视的关系。

肥胖并非单纯的体形好看不好看问题，而是一种慢性代谢疾病。肥胖可以产生很多并发症。现代医学研究表明，诸如高血脂、高血压、脂肪肝、糖尿病以及某些肿瘤、激素分泌异常等，都与肥胖有密切关系。

既然肥胖如此可怕，我们有必要找到一个上等的妙方解决肥胖问题，答案就是黑木耳。具体做法是：取黑木耳 15 克，打成粉末，加温开水 1 杯搅匀，三餐前半小时服用，1 个月为一疗程。其药理在于，黑木耳含有的大量的纤维素。纤维素进入肠道可以抑制肠道淀粉酶的活性，延缓糖类的吸收过程，同时增加粪胆汁酸和胆固醇的排出，阻断胆汁酸的肠肝循环，改变肝脏脂蛋白及胆固醇的代谢。简单来说，就是一方面可以阻断脂肪吸收，一方面可以促进脂肪排出体外。此外，黑木耳的奥妙还在于，它本身能量很小，但进入体内会遇水膨胀，让人产生饱胀感，进而影响对其他食物的进食，这是非常有利于减肥的。当人体连续缺乏新的脂肪补充时，根据能量守恒定律，就要开始耗费已有脂肪，那么，肥胖者已有的脂肪就会随着时间的推移一点点被消耗。这样，体重也就减下来了。

除了黑木耳外，还有黄瓜也是食疗减肥的首选。

黄瓜，原名胡瓜，原产于印度，西汉张骞出使西域时始把它引入中国。黄瓜肉质脆嫩，汁多且味甘，具有特殊芳香，被认为是"减肥美容绝妙佳品"，长久以来一直受到人们的青睐。

经现代药理分析研究认为：黄瓜含水分为 98%，并含有维生素乙胡萝卜素，以及少量糖类、蛋白质、钙、磷、铁等人体必需的营养素。黄瓜中因含有一种

“丙醇二酸”的物质，它有抑制糖分转化为脂肪的作用。如果用黄瓜汁来清洁皮肤和保护皮肤，或用捣碎的黄瓜来舒展皱纹，都是有效的。如果因日晒引起皮肤发黑，粗糙，用黄瓜切片贴患处，每日两三次，也有良好效果，因黄瓜中所含的黄瓜油对吸收紫外线有良好的作用。黄瓜中还含有一种葫芦素，这种物质具有抗肿瘤作用。此外，多吃黄瓜既能加速肠道腐败物质排泄，亦有降低血液中胆固醇的功能，因此对患有肥胖症及高胆固醇和动脉硬化的人大有益处。

黄瓜虽然可做菜蔬水果食用，但其所含的维生素和营养素含量较少，所以不宜单独食用，最好与其他蔬菜、水果一起吃，才能吸取机体所需的营养素，例如黄瓜可搭配木耳来减肥。黄瓜中的丙醇二酸能抑制体内糖分转化为脂肪，从而达到减肥的功效。而木耳富含多种营养成分，被誉为“素中之荤”。木耳中的植物胶质，有较强的吸附力，可将残留在人体消化系统中的某些杂质集中吸附，再排出体外，从而起到排毒清肠的作用。二者混吃可达到减肥、滋补强壮、和血、平衡营养之功效。

葱蒜防癌有一招

症状：胃肠道癌变

妙方：多食葱、蒜。

药理：食用葱蒜之所以能预防胃癌，其实就表现在葱、蒜对付幽门螺杆菌上有“突出贡献”。洋葱和大蒜同属葱科植物。葱科植物的特点是富含大量的有机硫化合物和黄酮醇。研究表明，当有机硫化合物在达到40μg/毫升浓度时便能有效抑制幽门螺杆菌感染，我们平时闻到的洋葱和大蒜的气味就是由有机硫化合物发出的。此外，黄酮醇还能帮助人体降解致癌物。

葱、蒜是中国菜肴中的金牌调味品。自汉武帝时期张骞大使将其从西域（大蒜，原产于中亚，葱，原产于西南亚）带回并播撒向大地的那一刻起，蒜葱香便开始在千家万户的饭桌上萦绕。葱蒜在中国一直有不错的名声，古有康熙微服出巡为葱蒜香而动容继而引之为御膳的美谈，如今甚至有人以生食葱蒜为嗜好，几乎达到每餐必备的程度。而葱蒜的健康价值，也在人们熟练的剥皮动作中一层又一层地被探知。

葱蒜不仅能消毒杀菌、镇痛、健胃、降血压、降血脂、降血糖、治感冒，还能抗癌，尤其是其防抗胃癌的突出功效值得注意。发表全球消化病学领域的顶级杂志 Gastroenterology 上的一项研究，葱蒜不仅能预防胃癌，而且每天增加 20 克葱蒜就能使胃癌的发病率下降 10%。

一项针对我国江苏省胃癌发病率的流行病学研究发现，大蒜洋葱之乡江苏邳州，属于胃癌发病率低的地区之一。而同样属于江苏省的扬中市，因其市民有食用烟熏盐渍食物的传统，胃癌发病率就相对较高。与此类似，通过调查问卷形式的多因素分析，在四川、山东、甘肃等省市多个葱蒜之乡，其市民的胃癌发病率在全国范围内均属于偏低的水平。

葱蒜为何对胃癌具有明显的预防作用，从生物医学上如何进行理解呢？这就不得不提及胃癌的宿敌——幽门螺杆菌。幽门螺杆菌可谓是胃癌的“头号通缉犯”。

在所有研究的汇总分析中，对于食用大量的葱蒜类蔬菜降低胃癌风险，对洋葱头、蒜头、蒜、韭菜、葱等进行的特定分析结果均相似：每天增加葱蒜类蔬菜食用量 20 克，可以降低约 10%的胃癌风险，“通俗地说，就是五分之一个洋葱，或者一个大蒜头”。

不过，饮食只是保持健康预防癌症的一个方面。保持良好的生活习惯，多吃新鲜蔬菜水果，少吃烟熏高盐食物，拒绝烟酒等都能使身体更加健康。而长期食用葱蒜虽能预防胃癌，却绝不等于“治疗”胃癌。若真患有胃肠道疾病，仍然应该及时就医。

洋葱是好食材

症状：肾炎水肿

妙方：多食洋葱。

药理：洋葱中含有前列腺素 A1，对舒张血管，增加冠状脉的血流量以及降低血液的浓度都有明显功效。日本医学家发现，洋葱含有槲皮素，它在人体黄酮醇的作用下，可变成一种药用苷，具有明显的利尿败火功能，因此洋葱可用来治疗肾炎水肿等疾病。

很多急慢性肾炎病人就诊时都很难说清自己的病是从何时开始的，大多数人都说最近一段时间以来很劳累。因此对于工作紧张、易出现疲劳的人来说，注意早期预防、合理安排生活非常重要，尤其是演艺界人士常常要在特定的环境下工作，尤其要注意保暖，避免感冒，要注意劳逸结合。如果出现感冒等病症，务必引起重视，应及时休息、及时治疗。

通常情况下，肾炎的易患人群有如下几种人。

老年人。随年龄增加，肾脏功能自然衰退，动脉硬化也是肾功能损害的重要原因，所以，中年以后的人群要关心自己的肾脏，最好每年检查尿常规和肾功能。

乱吃药的人。进入体内的药物大多数是通过肾脏排泄出体外，有些药物可能对肾脏造成严重伤害，如解热镇痛药、某些抗生素、含马兜铃酸或青木香的中草药、某些中成药等，所以药物一定要在医生指导下使用，不可乱用，以免对肾脏造成不可挽回的伤害。

高血压患者。血压高会加重肾脏负担，长期高血压也可以引起肾动脉硬化，影响肾功能。控制高血压是预防和延缓慢性肾炎重要的干预措施。控制高血压的药物应根据病人具体情况加以选择，不可乱用，因为有些药物尽管降压效果很好，但是对肾脏的保护作用有限。高血压患者一定要每年查一次尿常规和肾功能。

糖尿病患者。半数的糖尿病患者 10 年左右会发展为慢性肾脏病。因此，糖尿病病人要十分重视保护肾脏。糖尿病人早期即要控制好血糖和血压是保护肾脏的关键。

高脂血症患者。血脂在动脉血管壁沉积导致动脉硬化，肾脏是动脉血管分布最多的器官，也是动脉硬化发生最早的器官，高脂血症患者应及时治疗，不要认为是小事。

过于肥胖的人。肥胖的人多数患有高脂血症，除高脂血症的影响外，肥胖者还存在高代谢状态，这些因素均可导致肾脏功能受损。所以肥胖的人应积极改变自己的生活方式，降低体重十分必要。

此外，某些疾病，如慢性泌尿道感染、尿路梗阻、高凝状态、自身免疫性疾病（红斑狼疮等）等，以及各种感染病（肝炎、结核病、艾滋病、血吸虫病等）、免疫介导的原发病或继发性肾病引起的发病率仍然较高。肾炎的治疗建议用中药陈氏肾炎方，它对人体的副作用低。

还有，在临床上发现有部分病人有肾病家族史。所以亲人中有肾病的人应有所警觉，最好定期到医院做检查。

下面推荐一个预防肾炎的妙方，食材很简单，即洋葱。法国医学家发现，洋葱中含有二烯丙基硫化物的油脂挥发性液体，这种物质可以有效地降低血脂，对心肌梗塞、高血压、动脉硬化有显著的防治和缓解效力。美国医学家发现，洋葱中含有前列腺素 A1，对舒张血管，增加冠状脉的血流量以及降低血液的浓度都有明显功效、日本医学家发现，洋葱含有槲皮素，它在人体黄酮醇的作用下，可变成一种药用苷，具有明显的利尿败火功能，因此洋葱可用来治疗肾炎水肿等疾病。国内外医学研究还发现，洋葱含有的特殊香气植物杀菌素——蒜素，有很强的抗菌灭菌能力，能抑制和杀伤人体对大肠杆菌、葡萄球菌、链球菌、痢疾杆菌、沙门氏菌属和某些病原虫的侵入，对于治疗伤风感冒以及传染性病毒疾病，尤其是对呼吸道系统、消化系统等疾病的治疗，有显著的效果。

需要注意的是，在使用洋葱过程中，有急、慢性肠炎或脱水现象的患者应当慎重使用或者不用。

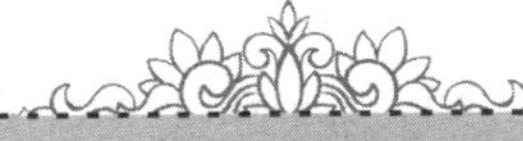

吃够主食有大用

症状：身体虚弱

妙方：主食要吃够。

药理：不吃主食的人无非是担心会变胖，但是，以前的人们只是吃主食，却没有那么多肥胖的人，倒是现代人，蔬菜水果吃得多了，动物性食品吃得多了，反而大腹便便了，这说明多吃富含膳食纤维的主食是不会变胖的，让人变胖的是高蛋白、高脂肪、低纤维的副食，这些食物还很容易导致高血压、心血管病等“富贵病”。

农民朋友经常说一句话：根壮才能苗肥，所以种庄稼时肥料都要撒在根部，浇水也是一样。那么，对于我们的身体来说，主食就是我们的根，只有主食吃够了，身体才能健康强壮。

现在有很多人，特别是女性朋友，为了减肥而不吃主食，每天依靠蔬菜水果度日，这种方法可能会让你在短时间内瘦下来，但是带来的负面影响却是长久的。有的女性甚至因为减肥导致子宫萎缩，终生不能生育，非常让人痛心。

其实，胖也好，瘦也好，健康才是最重要的。以前人们的生活水平低，能填饱肚子就不错了，想吃点有油水的东西非常不容易，吃的东西也就是用水煮熟然后再加点盐。其中土豆、地瓜这些食物根本不用加油，煮熟后就香喷喷的，还容易饱腹，就格外受人们的欢迎。人们就是靠着这些种子类的食物做口粮。

现在，膳食方面人们的选择更多了，做法也是多种多样，但这些种子类的主食还是我们的根，像小麦、玉米、大豆等，只有摄取足量的主食，我们的身体才能根壮苗肥。

肥胖的人中，生活水平比较高，对吃比较讲究的城市人比较多，而那些吃得简单粗糙、以主食为主的农村人却较少肥胖者还有的人担心多吃主食会导致身体摄入的营养不够丰富，其实，这种担心是完全没必要的。主食的种类有大米、小米、玉米、高粱米、红薯、白薯、白面和土豆等，所有淀粉类多的食品均可作为主食。将它们混合搭配，不仅风味十足，营养也全面。

要吃就吃应季完整的食物

症状：饮食不合理

妙方：只吃应季与完整的食物。

药理：只有应季的食物才能应对那个季节身体的变化。比如，夏天虽然热，但阳气在表而阴气在内，内脏反而是冷的，人很容易腹泻，所以要多吃暖胃的姜。而冬天就不同了，冬天阳气内收，内脏反而容易燥热，所以要吃萝卜来清胃火。

按照中医的理论，一年四季的气候变化是春生、夏长、秋收、冬藏，人的身体也是如此。中医讲究天人合一，特别注重顺应自然。因此，顺时而“食”也是膳食养生的关键。孔子一生奔波劳碌，屡受困顿，但他在那个年代依然活了73岁，这就得益于他“不时，不食”的饮食原则。如今，我们有各种先进的栽培技术，一年四季都可以买到自己想吃的东西。从一定意义上讲这给我们的生活带来了方便，但这也让很多人失去了季节感，切断了身体与自然之间微妙的联系。

其实，只有应季的食物才能应对那个季节身体的变化。如果我们不分时节乱吃东西，应在夏天吃的东西冬天吃，这很可能在需要清火时却吃下了热得要命的东西。

另外，要多吃小的、完整的食物，像小豆子、小芝麻、小鱼、小虾之类的，因为它们的能量是最完整的。有时候那些被我们扔掉的东西比吃下去的那部分更有用。比如吃玉米，玉米胚芽就是接近玉米芯那里一个小小的半圆形的东西，里面富含维生素E，和我们花大钱去买小麦胚芽油来吃会产生一样效果。

现在的蔬菜瓜果不知道为什么都长得那么大，好像切一小块就能吃饱了，而且食物极大丰富，一个果子还要充分利用，吃出几种花样来。有些人还只吃食物的一小部分，比如只吃鱼唇、鸭舌。其实一个完整的食物的能量和效用才是完整的，分割开来就不是那么回事了。比如一个鸡蛋，蛋白是凉性的，蛋黄是温热的，加起来吃，鸡蛋是性平的，这对身体就有好处。橘子吃多了会上火，而橘皮可以清热化痰。所以，我们一定要多吃应季的、完整的、小小的食物，这样才能让身体获得最完整的能量。

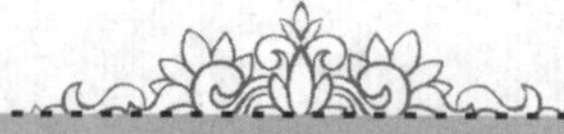

御寒暖胃用糯米饭

症状：胃寒

妙方：糯米饭

药理：糯米味甘、性温，能够补养人体正气，吃后会周身发热，起到御寒、滋补的作用，最适合在冬天食用。

在寒冷的冬季，人由于体内阳气虚弱而特别怕冷。因此，在冬季要适当用具有御寒功效的食物进行温补。羊肉、甲鱼、海参、枸杞、韭菜，这些大家都熟悉，其实，我们还可以在米上下一番工夫。降温之际，香港注册营养师刘力仪推荐，生活中常见的糯米，就是防寒好手。

中医认为，糯米味甘、性温，能够补养人体正气，吃后会周身发热，起到御寒、滋补的作用，最适合在冬天食用。糯米含有蛋白质、脂肪、糖类、钙、磷、铁、维生素 B1、维生素 B2、烟酸及淀粉等，营养丰富，为温补强壮食品，具有补中益气、健脾养胃、止虚汗之功效，对食欲不佳、腹胀腹泻有一定缓解作用。中医认为，白糯米补中益气（补脾气益肺气）；黑糯米和红糯米的补益功效更佳，有补血旺血的作用，民间多用来酿酒，有补血虚之效。

红枣桂花糖糯米饭：红枣去核用少许水略煮熟；糯米洗净浸泡半小时加入桂花糖酱拌匀煮成饭（八成熟时加入红枣）即成。还可加入有补血作用的葡萄干、有温补肾阳功效的核桃仁拌匀进食。

糯米炖鲤鱼：鲤鱼一条洗干净。糯米三汤匙洗干净，沥干水分，加入酒、生抽拌匀，酿入鱼肚内，用竹签巩固，放入炖盅内。陈皮一瓣浸软刮去瓤；红枣 4 粒洗干净去核，和姜片一起放在鱼两旁，加入开水，加盅盖放入炖锅内，隔大火炖三十分钟，改慢火再炖二小时半，加盐调味即成。

早餐吃什么减肥

症状： 肥胖

妙方： 活力减脂茶。

药理： 此道茶饮可以补气、祛痰湿、促进代谢，帮助热量的代谢及补充元气。

现代人已经不满足于吃得上、吃得好了，女人还要再多一个饮食课题：吃得美，还要吃得瘦。而早餐作为一日三餐中的重中之重，自然更受关注：君不见早餐吃什么减肥的问答充斥网络。中医师表示，一份优质的早餐有助于食物摄入的营养素吸收与消化，对于减肥也十分有帮助。

一项调查指出，吃早餐规律的人比不吃早餐的人每日总热量摄入要少，而且早餐经常吃谷物类食物的人患肥胖的概率比偶尔吃的人要低 13%。

早餐最佳进食时间约在早上 7–9 点。中医认为，在沉睡一晚之后，人体的血液、水分会较少。且胃、肠经过一整夜的休息，建议食用有适当水分、食物属性较平和、暖胃的食物。高蛋白的食物，如蛋、肉类，做为早餐所需要的营养补充。

蛋白质是早餐的精华。一般人每日所需优质蛋白质的比例约占食物三成，尤其是发育期青少年或老年人族群。要增强免疫能力，在早餐中的蛋白质质量很重要。此外，早餐中摄入适量的蛋白质，可以提升身体的新陈代谢，也较不容易转换成脂肪；换句话说，早餐吃得科学可以帮助减肥。

中医师建议，在早餐时可搭配饮用活力减脂茶药茶。它有助于消油、解腻，提供一天开始所需的元气。药材组成有黄芪 10 克、陈皮 6 克、洛神花 3 克。做法为以 600mL 的水，煮沸后，放温，即可饮用。此道茶饮方可补气、祛痰湿、促进代谢，帮助热量的代谢及补充元气。

除了关注早餐吃得科学减肥外，还要注意：饮食不偏废，三餐都要正常吃，早餐可适量摄取肉或蛋，中餐晚餐七至八分饱。很多减肥者经常不吃早餐，晚餐也是汤汤水水的对付一下，而午餐却大吃特吃、毫无节制，显然不利于减肥。

第二章

心血管疾病妙方

好食材巧降血压

症状： 高血压

妙方： 300 克枸杞配 1000 毫升白酒，浸泡 2 周左右即饮。

药理： 常喝枸杞酒有两个好处，一是枸杞子里的枸杞多糖对于收缩压、舒张压都有降低作用；另一个是枸杞子里含有的少量酒精成分能起到活血通窍作用，还能降低日后心脑发病概率。

高血压是最常见的慢性病，也是心脑血管病最主要的危险因素，脑卒中、心肌梗死、心力衰竭及慢性肾脏病是其主要并发症。国内外的实践证明，高血压是可以预防和控制的疾病，降低高血压患者的血压水平，可明显减少脑卒中及心脏病事件，显著改善患者的生存质量，有效降低疾病负担。

高血压患病率随年龄增长而升高；女性在更年期前患病率略低于男性，但在更年期后迅速升高，甚至高于男性；高纬度寒冷地区患病率高于低纬度温暖地区，高海拔地区高于低海拔地区。高血压与饮食习惯有关，盐和饱和脂肪摄入越高，平均血压水平和患病率也越高。我国人群高血压流行有两个显著的特点：从南方到北方，高血压患病率呈递增趋势；不同民族之间高血压患病率也有一些差异，生活在北方或高原地区的民族患病率较高，而生活在南方或非高原地区的民族患病率则较低，这种差异可能与地理环境、生活方式等有关，尚未发现各民族之间有明显的遗传背景差异。

这里推荐饮用枸杞来防治高血压。枸杞子可以泡茶，也可以泡酒。泡酒的比例一般是 300 克枸杞配上 1000 毫升白酒，浸泡 2 周左右即可。在起居上要养成以下习惯：我们在这里提供的处方是“三个三”，就是“三个半分钟”“三个半小时”和“三杯水”。

“三个半分钟”。夜间起床时，醒来睁开眼睛后，继续平卧半分钟；再在床上坐半分钟，然后双腿下垂床沿半分钟，最后才下地活动。在临床上发现：脑血栓、脑出血、心脏猝死等常发生在夜间。24 小时动态心电图监测显示，许多病人的心脏跳动一天都很平稳，唯独夜里有几次大的波动，且大多数病人在夜间起床上厕所时，由于体位的突然变化，造成心脑血管供血不足，特别是老年人的神经调节慢，更容易发生危险，即使是普通人，也应该注意避免因体位突然变化造成昏厥。“三个半分钟”简单易学，一看就会。不花一分钱，只要把它付诸实施，至少可以使 50%的心脑血管病人免于猝死。

“三个半小时”。早上走半小时；中午睡半小时；晚上散步半小时。生命在于运动！许多人没有把运动摆在与膳食、睡眠同等重要的位置。世界卫生组织也曾在国际睡眠会议上强调了午睡的好处，但午睡时间不能超过半小时。

“三杯水”。就是晚上睡前饮一杯温开水，半夜醒来饮一杯温开水，早晨起床饮一杯温开水。因为夜间血流缓慢，容易形成血栓，睡前饮一杯水可稀释血液。半夜醒来，尤其是夏季睡觉出汗多，半夜起床也要饮一杯水。当然，不必刻意半夜饮水而影响了休息。早晨起床饮一杯水，因为早晨 8 到 10 点是血压高峰期，心脑血栓极易形成，饮一杯水可以稀释血液，防止血栓形成，另外，还可起到通便的作用。

除了在生活习惯上做到“三个三”，预防高血压在饮食上还必须秉持如下“五味不过”原则：

限盐。健康成年人每天盐的摄入量不宜超过 6 克，其中包括通过酱油、咸菜、味精等调味品摄入盐的量。

食物不过甜。限糖。含糖高的食品主要是米、面、糕点等。建议主食要粗细搭配，如玉米、小米、豆类、荞麦、薯类等。最好不吃或少吃油饼、油条、炸糕、奶油蛋糕、巧克力、奶类雪糕等。

食物不过腻。限制脂肪过高的食品。生活中要限制家畜肉类（尤其是肥肉）、动物油脂（如猪油）、奶油糕点、棕榈油等高脂肪和蛋类制品、蛋黄、动物内脏、鱼子及鸡皮、鸭皮等高胆固醇食物的摄入。每天不超过250克新鲜牛奶或酸奶。每天肉类控制在75克以内，主要是瘦肉，如猪、牛、羊、鸡、鸭等禽类肉食。食物不过辛。限制饮酒。酒也属于“辛”类食物，对于嗜酒如命的市民，专家建议男性每天饮酒精不超过30毫升，女性则减半量，孕妇不饮酒。不提倡饮高度烈性酒。

食物不过苦。过食可致食欲缺乏。苦味食物主要是苦麦菜、芹菜、芥菜、苦瓜、咖啡等。苦能清热，广州地区气候炎热，适当吃些有苦味的蔬菜是有好处的，可以清肝炎、心火。不过，苦味毕竟寒凉，过食则损伤脾胃，导致食欲缺乏或腹痛腹泻等，影响食物的消化吸收。

饭后一根香蕉，远离中风

症状：中风

妙方：每餐后一根香蕉。

药理：香蕉中所含的钾在各类水果中最高。钾在人体中主要分布在细胞内，维持着细胞内的渗透压，参与能量代谢过程，保持神经肌肉的兴奋性和心脏的正常舒缩功能，有抗动脉硬化、保护心脏血管的功效。香蕉中含有降血压的成分，即类似转换酶的物质，具有转换酶抑制剂类降压药的功效，能阻断血管紧张素Ⅰ转化为血管紧张素Ⅱ，使具有血管活性作用的血管紧张素Ⅱ的血浆水平下降，使周围血管舒张，血压下降。

中风是由于脑部供血受阻而迅速发展的脑功能损失。在过去，中风被称为脑血管意外。中风属于急症，可造成永久性神经损害，如果不及时诊断和治疗可造成严重并发症和死亡。在美国，中风是第三大死因，在美国和欧洲它是导致成人残疾的首因。中风的危险因素包括高龄、高血压、有中风病史或短暂性脑缺血发作、糖尿病、胆固醇过高、抽烟、心室颤动等。高血压是中风最重要的危险因素变量。

美国心脏病学会对 4400 名 20～70 岁的人进行大规模的调查研究证实，长期吃香蕉的人群比不吃香蕉的人群患中风比例低 38%。原来，香蕉中含有丰富的钾盐。检测表明，香蕉中所含的钾量在各类水果中最高。

香蕉内含钾，可使过多的钠离子排出，使血压降低。另外一个降血压的离子就是钙，所以如果将香蕉切成一小块，跟富含钙质的牛奶一起放入果汁机中打匀，就是一杯最佳的抗高血压果汁。

观察发现，连续 1 周每天吃 2 支香蕉的人，其血压可下降 10%。对上了年纪的人来说，吃香蕉尤其重要。香蕉可以润肠通便，而老年人由于便秘而用力憋气解便，会使血压突然升高，这也是引起中风的一个重要诱因，所以，老年人常吃香蕉既能解除便秘，又对预防脑中风有积极的意义。

除了吃香蕉外，还有一些富含钾的食物值得推荐。比如蔬菜中的菠菜、白菜、油菜和雪里蕻；豆类中的豌豆、毛豆以及黄豆和黑豆；水果中的橘子、桃、葡萄和柚子；此外，还有蘑菇、紫菜、海带、木耳等。

一杯绿茶让您不惧“二手烟”

症状：烟瘾难耐

妙方：每天喝三杯绿茶。

药理：茶叶中茶多酚的主体儿茶素类物质是一种抗氧化剂，也是一种自由基强抑制剂。它可以抑制由于吸烟引起的肿瘤发生；每天吸 30 支烟的人，他的肺部在一年内得到香烟中放射性物质的辐射量相当于他的皮肤在胸腔 X 光机上透视大约 300 次。而饮茶能有效阻止放射性物质侵入骨髓并可使锶 90 和钴 60 迅速排出体外，茶叶中的儿茶素类物质和脂多糖物质可减轻辐射对人体的危害，对造血功能有显著的保护作用。学研究发现，吸烟正成为危害眼睛健康的大敌，会促发白内障。白内障是由于人体内氧化反应产生的自由基作用于眼球的晶状体所致，而茶叶中的茶多酚分解产生的具有抗氧化作用的代谢物可以阻止体内产生自由基的氧化反应的发生。茶叶中维生素 C 的含量较丰富，尤其是绿茶，在正常情况下，茶叶中维生素 C 的浸出率可以达到 80% 左右，茶汤中的维生素 C 在 90℃的温度下也很少被破坏。吸烟者饮茶完全可以补充由于吸烟造成的维生素 C 的不足，以保持人体内产生和清除自由基的动态平衡，增强人体的抵抗能力。

据世界卫生组织、英国帝国癌症研究基金会和美国癌症协会共同完成的一份关于吸烟的调查报告说，目前全世界每 10 秒钟就有 1 人死于吸烟所引起的疾病，每年全世界至少有 315 万人因吸烟而丧生，而且这个数字还在增加。中国吸烟人数已高达 3 亿多，每年消耗香烟 1 万 5 千多亿支，占全世界消耗总量的 30% 以上。中国的中年男人 70% 吸烟，每分钟就有 1 人死于因为吸烟。若中国烟民人数还在增加的话，预计每分钟将有 5 人死于吸烟。这对吸烟者来说，无疑是一个值得警惕的信号。从健康角度考虑，戒烟势在必行。而对那些一时还难以戒掉烟瘾的吸烟者来说，饮茶则是减轻吸烟危害的最好方法。因为茶叶中的茶多酚、维生素 C 等成分对香烟中所含有的各种有害物质有降解作用，边饮茶边吸烟，毒素可随饮茶不断解除，通过粪便排出体外。

吸烟者常饮茶，主要有四大好处。

其一，可以减轻因吸烟诱发癌症的可能性。

香烟的烟雾里含有四千多种化学物质，其中50种以上化学物质属于致癌物质，而且经过呼吸道吸收又最有利于这些香烟中致癌物质在全身扩散。长期吸烟不仅可以导致肺癌，还可能得食管癌、喉癌、胰腺癌、肾癌、膀胱癌等各种癌症，尤其是肺癌患者中吸烟要占80%至99．5%。美国休斯敦安德森癌症中心的科研人员从分子角度阐明了吸烟与肺癌的关系，指出吸烟引起的基因变异是导致肺瘤的直接原因。饮茶有防癌抗癌作用。茶叶中的茶多酚能抑制自由基的释放，控制癌细胞的增殖。自由基是人体在呼吸代谢过程中，在消耗氧的同时产生的一组有害“垃圾”，它几乎存在于人体的每一个细胞之中，是人体的一大隐患和“定时炸弹”。研究表明，自由基也是造成基因变异、致癌的重要原因。一般情况下人的机体是处于自由基不断产生和不断消除的动态平衡之中。值得指出的是，香烟是自由基发生剂，据测定，人们每吸一支烟就可产生10的17次方个自由基，吸烟会破坏这种动态平衡。自由基产生过多，人体致癌的可能性也加大了。茶叶中茶多酚的主体儿茶素类物质是一种抗氧化剂，也是一种自由基强抑制剂。它可以抑制由于吸烟引起的肿瘤发生。绿茶中的茶多酚清除自由基的能力较强，它们对超氧阴离子自由基具有很强的清除效应。茶多酚进入人体后能与致癌物结合，使其分解，降低致癌活性，从而抑制癌细胞的生长。

其二，可以减轻因吸烟引起的辐射污染。

研究表明，每天吸30支烟的人，他的肺部在一年内得到香烟中放射性物质的辐射量相当于他的皮肤在胸腔X光机上透视了大约300次。饮茶能有效地阻止放射性物质侵入骨髓，并可使锶90和钴60迅速排出体外。茶叶中的儿茶素类物质和脂多糖物质可减轻辐射对人体的危害，对造血功能有显著的保护作用。用茶叶片剂治疗由于放射引起的轻度辐射病的临床试验表明，其总有效率可达90%。

其三，可以防治因吸烟引发的白内障。

科学研究发现，吸烟正成为危害眼睛健康的大敌，会促发白内障。美国哈佛大学医学院研究人员发现，与那些从不吸烟的人相比，每天吸 20 支以上香烟的人，患白内障的可能性是不吸烟人的 2 倍，吸烟量越大，患白内障的可能性也越大。在我国不明原因的失明者中就有 4%的人是因为吸烟引起的。加拿大科学家却发现，多饮茶可以防止白内障。他们认为，白内障是由于人体内氧化反应产生的自由基作用于眼球的晶状体所致，而茶叶中的茶多酚分解产生的具有抗氧化作用的代谢物，可以阻止体内产生自由基的氧化反应的发生。另外，美国农业部营养与衰老研究中心的科学家们最近发现，白内障的发病率与人体血浆中胡萝卜素含量高低及浓度大小关系密切。凡是白内障患者，其血浆中胡萝卜素浓度往往很低，且发病率比正常人高 3—4 倍。

其四，可以补充因吸烟消耗的维生素 C。

因为吸烟可促使人体血清中的维生素 C 与烟雾中的一氧化碳、亚硝胺、尼古丁、甲醛等氧化致癌物结合，进而转变为无毒化合物或非突变物质排出体外，使得维生素 C 含量大大减少，导致人体内的自由基的大量堆积，给人体留下了隐患，加剧了自由基对各种正常细胞的损伤作用。比如吸入尼古丁等有害物质，使细胞中氧自由基浓度增加。氧自由基对人体细胞有侵害作用，极易引起癌变反应，美国的研究人员发现，经常补充一定剂量的维生素 C 则可避免吸烟所带来的这种危害。因为维生素 C 具有抗氧化作用，可抑制氧自由基的生成，使人体细胞免受侵害。茶叶中维生素 C 的含量较丰富，尤其是绿茶，在正常情况下，茶叶中维生素 C 的浸出率可以达到 80%左右，茶汤中的维生素 C 在 90℃的温度下也很少被破坏。吸烟者饮茶可以摄取到适量的维生素 C，特别是坚持饮绿茶，完全可以补充由于吸烟造成的维生素 C 的不足，以保持人体内产生和清除自由基的动态平衡，增强人体的抵抗能力。

虽然饮茶对吸烟者有一定的好处，但本文的目的绝非鼓励人们去吸烟，更不是因为饮茶可缓解吸烟的危害而可以肆无忌惮地去吸烟。为了您的健康，彻底戒烟才是我们的最终目的!

补钙补走肾结石

症状： 肾结石症

妙方： 均衡食物的同时适当补补钙。

药理： 钙能与胃肠道中蔬菜含有的草酸结合成不溶性的草酸钙，随粪便排出体外，减少了部分被肠胃吸收和经肾脏排出体外的草酸，从而减少了形成肾结石的概率。另外，血液呈酸性时，结石容易形成；呈碱性时，抑制结石形成。缺钙时血液偏酸性，合理补钙，血液偏碱，这样有利于抑制结石形成。

肾结石的病因很多，有遗传性因素、代谢性因素、感染性因素、环境因素、饮食因素、解剖因素、药物因素等。其发病机制也非常复杂。我们可以通过了解尿液的成分，简单介绍肾结石的形成。排尿的主要作用是排出新陈代谢所产生的各种废物。人每天排出约 1500 毫升尿液，带走了大约 30 克 ~ 50 克废物。这些废物包括尿素、尿酸、肌酐、各种酸性物质（氢离子、乳酸、葡萄糖醛酸、β—羟丁酸、草酸、枸橼酸等）、各种盐分（钙、磷、镁、钾、钠、氨、氯等）。这些物质在尿液中的浓度较高，但人的肾脏可以使这些物质保持平衡，以溶解状态排出体外。如果尿液太少，这些物质中溶解度较小的草酸钙、磷酸钙、尿酸、磷酸镁铵等物质就会形成结晶—就是微小结石。通常人会在不知不觉中将这些微小结石排出。上述结石形成的原因，就是改变了尿液中的某些成分，打破了尿液的平衡，先形成微小结石，在致病因素的长期作用下，结晶不断长大，最终发展成有临床意义的肾结石。

一般情况下，肾结石的形成主要与饮食有关。它是由饮食中可形成结石的有关成分摄入过多引起的。具体包括以下几种：

其一，草酸积存过多。

体内草酸的大量积存，是导致肾尿结石的因素之一。如菠菜、豆类、葡萄、可可、茶叶、橘子、番茄、土豆、李子、竹笋等这些人们普遍爱吃的东西，正是含草酸较高的食物。医生通过研究发现：200 克菠菜中，含草酸 725.6 毫克，如果一人一次将 200 克菠菜全部吃掉，食后 8 小时，检查尿中草酸排泄量为 20–25 毫克，相当于正常人 24 小时排出的草酸平均总量。

其二，嘌呤代谢失常。

动物内脏、海产食品、花生、豆角、菠菜等，均含有较多的嘌呤成分。嘌呤进入体内后，要进行新陈代谢，它代谢的最终产物是尿酸。尿酸可促使尿中草酸盐沉淀。如果，一次过多地食用了含嘌呤丰富的食物，嘌呤的代谢又失常，草酸盐便在尿中沉积而形成尿结石。

其三，脂肪摄取太多。

各种动物的肉类，尤其是肥猪肉，都是脂肪多的食品。多吃了体内脂肪必然增高，脂肪会减少肠道中可结合的钙，因而引起对草酸盐的吸收增多，如果一旦出现排泄功能故障，如出汗多、喝水少、尿量少，肾结石很可能就在这种情况下形成。所以，医生们常讲，为了预防得结石病，热天要多喝点水，吃了油水多的食物，也要多喝点水，以促进排尿畅通，稀释尿液成分，就减少了得结石的危险。

其四，糖分增高。

糖是人体的重要养分，要经常适量增补，但一下子增加太多，尤其是乳糖，也会使结石形成创造条件。专家们发现：不论正常人或结石病人，在食用 100 克蔗糖后，过 2 小时去检查他们的尿，发现尿中的钙和草酸浓度均上升，若是服用乳糖，它更能促进钙的吸收，更可能导致草酸钙在体内的积存而形成尿结石。

其五，蛋白质过量。

对肾结石成分进行化验分析，发现结石中的草酸钙占 87.5%。这么大比重的草酸钙的来源就是因为蛋白质里除含有草酸的原料甘氨酸、羟脯氨酸之外，蛋白质还能促进肠道功能对钙的吸收。如果经常过量食用高蛋白质的食物，便使肾脏和尿中的钙、草酸、尿酸的成分普遍增高。如果不能及时有效地通过肾脏功能把多余的钙、草酸、尿酸排出体外，这样，得肾脏结石、输尿管结石症的条件就形成了。当今世界经济发达国家肾结石发病率增高的主要原因就在于此。

从以上几种易形成肾结石的因素来看，要预防肾结石病的发生，就必须改变只顾单求一种营养和追求营养过多的观念。这就是说，在人类的日常饮食中，不能因为某种食物好吃、营养价值高，就一味地只顾去吃这种食物。必须注意食物的搭配，各种食物都适量进食，即使是检查出身体缺乏某种营养素需要某种食物来补充时，也不宜一次大量进食，因为人体的消化、吸收功能是有限的。消化、吸收不了的养分要通过排泄器官排泄出去，这样也会增加泌尿系统的负担，即使不患肾结石病，也对健康不利。

日常生活中，大量饮水对所有成分尿石都有防治作用。在炎热的夏天，每日尿量少于 1200 毫升时，尿石生长的危险性显著增大。如能使每日饮水量在 2000–4000 毫升，这样可维持每日尿量在 2000 毫升以上。磁化水对防治草酸钙结石更有效，可将全日饮水量分别于晨起、餐间、睡前给予。清晨饮水量可达 500–1000 毫升。为了保持夜间尿量，睡前饮水 500 毫升，睡眠中起床排尿后再饮水 300–500 毫升，余下水分别于餐间饮服。大量饮水可促使小的结石排出，稀释尿液，可防止尿石结晶形成，并能延缓结石增长速度。

还有就是要合理补钙，尤其饮食上补钙。这也是我们给出的治疗肾结石的妙方。肾结石患者往往“谈钙色变”，错误地认为肾结石的元凶是钙，其实不然，肾结石患者也需要补钙。目前医学界从两个不同的角度来解释，肾结石患者为什么要补钙。

第一，钙能与胃肠道中蔬菜含有的草酸结合成不溶性的草酸钙，随粪便排出体外，减少了部分被肠胃吸收和经肾脏排出体外的草酸，从而减少了形成肾结石的几率。

第二，日本学者提出的“酸碱平衡学说”。即血液呈酸性时，结石容易形成。呈碱性时，抑制结石形成。缺钙时血液偏酸性，合理补钙，血液偏碱，这样反而有利于抑制结石形成。

第三，注意睡前慎喝牛奶。睡眠不好的人，睡前喝杯牛奶有助于睡眠。但在睡眠后，尿量减少、浓缩，尿中各种有形物质增加。而饮牛奶后 2~3 小时，正是钙通过肾脏排泄的高峰。钙通过肾脏在短时间内骤然增多，容易形成结石。因此肾结石患者，睡前不应喝高钙牛奶。

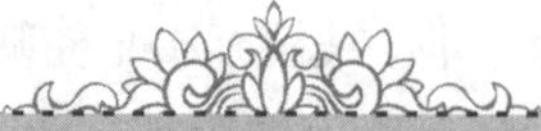

荷叶乌龙配山楂，平衡血脂有一套

症状：血脂高

妙方：干荷叶 10 克，乌龙茶或绿茶叶 10 克，山楂 20 克，泡水当茶饮。三餐饭前饭后各饮用 1 次。连服 1 个月为一疗程。

药理：荷叶为多年水生草本植物莲的叶片，其化学成分主要有荷叶碱、柠檬酸、苹果酸、葡萄糖酸、草酸、琥珀酸及其他抗有丝分裂作用的碱性成分。乌龙茶中的主要成分——单宁酸，证实与脂肪的代谢有密切的关系，而且实验结果也证实，乌龙茶的确可以降低血液中的胆固醇含量，是不可多得的减肥茶。还有山楂，山楂片含多种维生素、酒石酸、柠檬酸、山楂酸、苹果酸等，还含有黄酮类、内酯、糖类、蛋白质、脂肪和钙、磷、铁等矿物质，所含的解脂酶能促进脂肪类食物的消化。

荷叶具有解热、抑菌、解痉作用。经过炮制后的荷叶味苦涩、微咸，性辛凉，具有清暑利湿、升阳发散、祛淤止血等作用，对多种病症均有一定疗效。

中国自古以来就把荷叶奉为瘦身的良药。目前在医院里，医生仍让肥胖病人喝荷叶茶。因为荷花的根，即藕，有利尿的作用，所以其叶部也有同样的功效。荷叶的浸剂和煎剂可扩张血管，清热解暑，有降血压的作用，同时还是减肥的良药。荷叶茶还能明显降低血清中甘油三酯和胆固醇含量，具有调节血脂的保健作用。因此常饮此茶，可起到降脂降压、减肥瘦身的作用。

乌龙茶，亦称青茶、半发酵茶，以本茶的创始人而得名。最负盛名的要数福建和广东二地产的。其中福建的“武夷岩茶”屈指可数。乌龙茶是我国几大茶类中独具鲜明特色的茶叶品类。乌龙茶的产生，还有些传奇的色彩，据《福建之茶》《福建茶叶民间传说》载，清朝雍正年间，在福建省安溪县西坪乡南岩村里有一个茶农，也是打猎能手，姓苏名龙，因他长得黝黑健壮，乡亲们都叫他“乌龙”。一年春天，乌龙腰挂茶篓，身背猎枪上山采茶，采到中午，一头山獐突然从身边溜过，乌龙举枪射击，但负伤的山獐拼命逃向山林中，乌龙也随后紧追不舍，终于捕获了猎物，当把山獐背到家时已是掌灯时分，乌龙和全家人忙于宰杀、品尝野味，已将制茶的事全然忘记了。翌日清晨，全家人才忙着炒制昨天采回的“茶青”。没有想到放置了一夜的鲜叶，已镶上了红边，并散发出阵阵清香，当茶叶制好时，味道格外清香浓厚，全无往日的苦涩之味。后乌龙经心琢磨与反复试验，以及萎雕、摇青、半发酵、烘焙等工序，终于制出了乌龙茶。

乌龙茶之所以流行，完全是因为它有溶解脂肪的减肥效果，这种说法也确实有科学的根据。因为茶中的主成分单宁酸，证实与脂肪的代谢有密切的关系，而且实验结果也证实，乌龙茶的确可以降低血液中的胆固醇含量，实在是不可多得的减肥茶。

山楂，又叫“山里红”“胭脂果”，它具有很高的营养和药用价值。山楂除鲜食外，还可制成山楂片、果丹皮、山楂糕、红果酱、果脯、山楂酒等。山楂片和山楂果丹皮是最普通、最流行的品种。

山楂片含多种维生素、酒石酸、柠檬酸、山楂酸、苹果酸等，还含有黄酮铜类、内酯、糖类、蛋白质、脂肪和钙、磷、铁等矿物质，所含的解脂酶能促进脂肪类食物的消化。促进胃液分泌和增加胃内酶素等功能。中医认为，山楂具有消积化滞、收敛止痢、活血化瘀等功效。主治饮食积滞、胸膈痞满、疝气血淤闭经等症，是调节血脂及胆固醇含量、排脂减肥的良品。

综合以上三种食材，我们可以制成一个完美的减肥妙方。具体做法是，取干荷叶 10 克、乌龙茶或绿茶叶 10 克，山楂 20 克，泡水当茶饮，三餐饭前饭后各饮用 1 次。连服 1 个月为一疗程。

治疗阳痿只需它

症状：阳痿

妙方：红花 200 克，白酒 1000 毫升，红糖适量。将红花洗净，晾干水分，与红糖一起装入清洁的纱布袋内，封紧袋口，放入酒坛中，插手白酒，浸泡 7 天后，即可适量饮用。

药理：阴茎勃起障碍与血淤有关，我们要做的就是活血化瘀，而红花含红花苷、红花醌苷、红花黄色素、红花油等，这些物质具有兴奋心脏、增加冠状动脉血流量、降低血压及胆固醇的作用。

长期以来，男性勃起好不好，是男性自我判断“够不够爷们”的主要标志。如今，在男科医生的眼中，勃起状态更与男性的整体健康有密切联系。随着年龄的增加，男性勃起功能会自然减退，但要是没有其他疾病，不会减退得那么快，勃起功能障碍（ED）也可能是心血管疾病的前期信号，从这个意义上说，ED 可以看做是中老年男性健康的“风向标”。

许多心血管疾病的发病机制和 ED 一样，都和血管平滑肌有关，而阴茎是拥有平滑肌最多的组织，出现问题后容易发病。临床研究显示，男性出现 ED 后 2~3 年，常常会出现继发心血管病、高血压和糖尿病等。因此，当中老年男性出现 ED 时，就应特别小心心血管疾病，应常做身体检查。

此外，奥地利一项研究评估了 2651 名男性 10 年内发生冠心病或脑卒中的风险，发现那些在研究开始时有中重度 ED 的男性，发生冠心病的相对风险增加了 65%，脑卒中的相对风险增加了 43%。

阴茎勃起就是一系列的神经血管活动。如果因年龄、脂肪代谢紊乱、吸烟、静坐、肥胖等导致血管内皮受损，就会引起血管扩张或收缩出现问题，因而导致阳痿。同样，血管内皮受损也是导致心血管疾病的重要原因。

那么，如何恢复受损的血管内皮呢？这里有个妙方，就是饮红花酒。其实，血管内皮受损的实质就是血瘀，我们要做的也就是活血化瘀，而红花酒正是治疗此病的首选。

说起红花，想必大家不会陌生，说不定现在您自家的备用药箱里就放着一瓶红花油。但真正了解红花功效的人却未必多见。

在中药百草园中，有两种名为“红花”的药物，一种为红花，另一种为西红花。别看两者只有一字之差，其作用及身价却大相径庭。打个比方说，红花恰如民间的朴实少女，而西红花则如同幽闭于皇宫中的贵妃，两者不可同日而语。

先说红花。红花别名又叫草红花、红蓝花、刺红花，性辛、温，归心、肝两经，产于河南、新疆等地，在我国已有两千多年的栽培历史。中医认为它有活血通经、祛瘀止痛的效用。

如果说红花是本土产的话，那么西红花就是“舶来品”了。而“西红花”这个名字也是它在传播的过程中不断变迁的结果。西红花最初产于西域，原名“番红花”。后来从地中海传到印度，所以有了“西红花”一名。之后又从印度传入我国西藏，于是就成了“藏红花”。《本草纲目》记载：“藏红花即番红花，译名泊夫兰或撒法郎，产于天方国。”“天方国”即指波斯等西域国家。西红花以其活血养血之功而闻名天下，是驰名中外的“藏药”，其价格也十分昂贵。一般每千克红花只卖到 20 元，但藏红花却可以卖到 1 万元至 1.5 万元，因此有“红色金子”之称。如此高昂的价格，一般人是很难承受的。据资料记载，在古埃及，西红花只用于贵族阶级。法老死后的寿衣就是用西红花染制的，以示其高贵。而埃及艳后克娄巴特拉则将其制作成化妆品供自己使用。西红花作为药材使用的时期也比较早，大约在公元前1550年的罗马厄禄王朝时期，西红花就被视为一种“护身灵药”而流传了。不过，我们平时饮用普通红花就可起到活血化瘀的作用，不必非要用昂贵的西红花。

红花主要含红花苷、红花醌苷、红花黄色素、红花油等，这些物质具有兴奋心脏、增加冠状动脉血流量、降低血压及胆固醇的作用。

贫血，喝点猪肝汤

症状：贫血气色差

妙方：猪肝100克，胡椒适量。熬成汤即饮。

药理：猪肝性味甘温，从现代营养学的角度分析，它含有丰富的矿物质和维生素，其中铁元素不但含量丰富，而且容易被人体吸收利用，是治疗贫血的重要食物。一般情况下，贫血、记忆力下降和失眠，都是维生素 B_{12} 缺乏引起的。它参与了神经细胞以及血液中血红蛋白的合成，一旦缺乏就会引起贫血，而猪肝富含 B_{12}。

很多人为了控制体重，荤类食物摄入极少，久而久之则出现心悸、头晕、面色萎黄等贫血表现。在此推荐这类人食用参归猪肝汤，此药膳适用于心肝血虚，有心悸、头晕、失眠、面色萎黄、女性月经量少、目昏眼干、夜盲症状的人，此外，体检中发现有贫血征象的人，工作和学习压力较大用眼多的人也适合饮用。

具体做法是，猪肝 100 克，党参 5 克，当归 5 克，红枣 4 粒，生姜、葱白各适量，将党参、当归洗净，加入清水中煮十几分钟后，再将调好味的猪肝放入汤中，随即将生姜、葱白放入，猪肝熟透后放盐调味，食猪肝与喝汤。

党参性味甘平，具有益气生血之功；当归也是补血常用之品；猪肝性味甘温，从现代营养学的角度分析，它含有丰富的矿物质和维生素，其中铁元素不但含量丰富，而且容易被人体吸收利用，是治疗贫血的重要食物，其含有的维生素 A 也是预防夜盲比较有效的食物，用眼较多的人群可以适量食用。一般情况下，贫血、记忆力下降和失眠，都是维生素 B_{12} 缺乏引起的。现在有好多素食主义者，一是为了健康，二是为了某种信仰，但 B_{12} 在素食中很难获得。B_{12} 参与神经细胞以及血液中血红蛋白的合成，一旦缺乏就会引起贫血，导致记忆力下降、失眠等症状。所以现在孕妇都强调补充维生素 B_{12}，以确保生出来的宝宝聪明灵活，血气充足。现代研究表明，动物肝脏最富含维生素 B_{12}，每 100 克猪肝就含有 26 微克维生素 B_{12}，而每 100 克鸡肝所含量更是达到 49 微克。我们人体每日只需要 5 微克维生素 B_{12}，人体肝脏总共也只储存了 5 毫克维生素 B_{12}，所以很容易不够用，这时就需要动物内脏来帮忙。

大家都知道猪肝的胆固醇比较高，所以必须限量摄取。本药膳中，100 克猪肝的胆固醇含量与一个鸡蛋黄差不多，也是我们人体一天摄入胆固醇的总量，因此大家吃猪肝时，当天就不要再吃鸡蛋和其他高胆固醇的食物了，这样胆固醇的摄入量就不会明显过量。不过亦有解决办法，所用之物便是桂皮。每天食用 1/4 汤匙的桂皮粉，可以降低血糖和甘油三酯（一种脂肪）和坏胆固醇的水平。这是因为，桂皮中的有效成分是 MHCP，这种成分的作用类似胰岛素，可以使体内血糖浓度和胆固醇含量降低。同时，桂皮还有杀菌作用，可以杀死食物中可能引发食物中毒的细菌和损害呼吸系统的微生物。

需要注意的是，动物的肝脏是解毒器官，各种有毒的代谢物和食料中的某些有毒物质如农药、重金属等都会聚集在那里代谢，所以难免会有些有害物质残余和累积。因此，本方猪肝的清洁处理非常重要。买回来的猪肝要放在自来水龙头下冲洗 10 分钟，然后放在水中浸泡 30 分钟，去掉散存于肝血窦中的毒物、毒汁后再烹调。此外，无论是煮汤还是烹炒，猪肝都必须煮透煮熟，千万不要追求“鲜嫩”。另外，就是维生素 B_{12} 必须在胃酸的作用下才能被血液很好地吸收，这也就意味着有胃病的人，尤其是患胃寒胃酸缺失的人，一定要想将胃病治好再谈此妙方，不然会无功而劳。

治缺铁性贫血，就用蒲公英

症状：难治性缺铁性贫血

妙方：蒲公英 30 克，泡水饮用，每日 3 次。

药理：现代临床研究发现，引起缺铁性贫血的主要原因是胃病，胃病可导致铁元素吸收不足，而胃病主要与幽门螺杆菌感染有关。实践证明，蒲公英既能杀灭幽门螺杆菌，又能修补胃黏膜的损伤，对慢性胃炎、胃及十二指肠溃疡有很好的治疗效果。

缺铁性贫血是指由于体内贮存铁消耗殆尽、不能满足正常红细胞生成的需要而发生的贫血。在红细胞的产生受到限制之前，体内的铁贮存已耗尽，此时称为缺铁。缺铁性贫血的特点是骨髓及其他组织中缺乏可染铁，血清铁蛋白及转铁蛋白饱和度均降低，呈现小细胞低色素性贫血。

缺铁性贫血可发生于几种情况。一是铁的需要量增加而摄入不足：生长快速的婴幼儿、儿童、月经过多、妊娠期或哺乳期的妇女，铁的需要量增多，如果饮食中缺少则易致铁性贫血。二是铁的吸收不良：因铁的吸收障碍而发生缺铁性贫血者比较少见。三是失血，尤其是慢性失血，是缺铁性贫血最多见、最重要的原因。消化道出血如溃疡病、癌、钩虫病、食道静脉曲张出血、痔出血、服用水杨酸盐后发生胃窦炎以及其他可引起慢性出血的疾病，妇女月经过多和溶血性贫血伴含铁血黄素尿或血红蛋白尿等均可引起缺铁性贫血。另外，经常喝茶也可能引起缺铁性贫血。茶叶含有鞣酸，会与肠胃道里的铁元素结合，可能会导致体内的铁不足，引起缺铁性贫血。

缺铁性贫血是在较长时间内逐渐形成的。铁耗竭期，贮存铁耗尽，血清铁蛋白减低，此时并无贫血，若缺铁进一步加重，贮存铁耗尽，血清铁蛋白和血清铁下降，总铁结合力增高，出现缺铁性贫血。

现代临床研究发现，引起缺铁性贫血的主要原因是胃病，胃病可导致铁元素吸收不足，而胃病主要与幽门螺杆菌感染有关。

幽门螺杆菌进入胃后，借助菌体一侧的鞭毛提供动力穿过黏液层。研究表明，幽门螺杆菌在黏稠的环境下具有极强的运动能力，强动力性是幽门螺杆菌致病的重要因素。幽门螺杆菌到达上皮表面后，通过黏附素，牢牢地与上皮细胞连接在一起，避免与食物一起被胃排空，并分泌过氧化物歧化酶和过氧化氢酶，以保护其不受中性粒细胞的杀伤作用。幽门螺杆菌富含尿素酶，通过尿素酶水解尿素产生氨，在菌体周围形成“氨云”保护层，以抵抗胃酸的杀灭作用。

蒲公英是一味传统的清热解毒药，自古以来并没有蒲公英能补血的说法，但据古医书记载，蒲公英对治疗胃病有效，单用本品治胃溃疡及胃炎，有止血、止痛、止呕、消除胀气及增进食欲的作用。实践证明，蒲公英既能杀灭幽门螺杆菌，又能修补胃黏膜的损伤，对慢性胃炎、胃及十二指肠溃疡有很好的治疗效果。

胃好了，铁吸收能力增强了，吃进去的其他补铁药才能发挥作用。

清血管，试试这些

症状：血管垃圾

妙方：多食生姜、玉米、苹果、大蒜和茄子。

药理：以上食材富含清血管的微量元素，例如维生素C，参与胆固醇代谢，将体内80%的胆固醇转变为胆酸排出体外，降低血液中胆固醇含量，还能将沉积在动脉壁上的胆固醇除掉，增加血液中的有益成分高密度胆固醇，对预防动脉粥样硬化有重要意义。维生素C主要来源于新鲜的蔬菜和水果（酸性）。维生素E具有强抗氧化作用，通过其作用用可以阻止和减少脂质过氧化引起的危害，保护细胞膜，增强血管韧性，改善微循环，有利于预防动脉粥样硬化的发生发展；可抑制血小板在血管壁的聚集作用，因此可减少血管内皮细胞损伤，减少血管栓塞造成的危险。大豆异黄酮有明显的降低血中胆固醇和低密度脂蛋白、升高高密度脂蛋白的作用，抑制凝血酶和血小板活化因子诱导的血小板聚集，减少动脉壁损伤，保护动脉壁，使动脉斑块发展减慢，从而抑制动脉粥样硬化的形成。大豆异黄酮主要存在于大豆及其制品中。茶多酚，通过抗脂质过氧化，清除自由基，防止低密度脂蛋白及血管内皮细胞的氧化损伤，减少肠内胆固醇的吸收和降低血液凝固性。茶多酚也能降低血压。茶多酚主要存在茶叶中。

血管为什么要清道？因为当人体脂质代谢由于种种原因出现障碍时，胆固醇和甘油三醣就在体内堆积，人们称它们为血管“垃圾”。这些“垃圾”使动脉血管发生粥样硬化和堵塞，成为导致心血管疾病的根源。这些血管“垃圾”来自日常饮食，但在膳食中又有很多血管“垃圾”的克星，只要合理搭配就可以清除“垃圾”。

生姜：生姜内含有一种类似水杨酸的有机化合物，它是血液的稀释剂和抗凝剂，对降血脂、降血压、防止血栓形成有很好的作用。

玉米：玉米富含脂肪，其脂肪中的不饱和脂肪酸，特别是亚油酸的含量高达60%以上。有助于人体脂肪及胆固醇的正常代谢，可以减少胆固醇在血管中的沉积，从而软化动脉血管。

西红柿：不仅各种维生素含量比苹果、梨高 24 倍，而且还含维生素芦丁，它可提高机体氧化能力，消除自由基等体内垃圾，保护血管弹性，有预防血栓形成的作用。

苹果：苹果富含多糖果酸及类黄酮、钾及维生素 E 和维生素 C 等营养成分，可使积蓄体内的脂肪分解，对推迟和预防动脉粥样硬化发作有明显作用。

海带：海带中含有丰富的岩藻多糖、昆布素，这类物质均有类似肝素的活性，既能防止血栓，又能降胆固醇、脂蛋白，抑制动脉粥样硬化。

茶叶：含有茶多酚，能提高机体抗氧化能力，降低血脂，缓解血液高凝状态，增强红细胞弹性，缓解或延缓动脉粥样硬化。经常饮茶可以软化动脉血管。

大蒜：含挥发性辣素，可消除积存在血管中的脂肪，有明显降脂作用，是主治高脂血症和动脉硬化的良药。

洋葱：含有一种能使血管扩张的前列腺素 A，它能舒张血管，降低血液黏度，减少血管的压力，同时洋葱还含有二烯丙基二硫化物和含硫氨基酸，可增强纤维蛋白溶解的活性，具有降血脂、抗动脉硬化的功能。

茄子：保护心血管、降血压，茄子含丰富的维生素 P，是一种黄酮类化合物，有软化血管的作用，还可增强血管的弹性，降低毛细血管通透性，防止毛细血管破裂，对防止小血管出血有一定作用

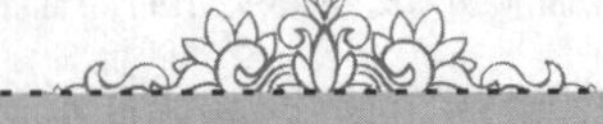

葡萄干抗衰老有一招

症状：贫血

妙方：每天咀嚼一把葡萄干。

药理：铁是合成血红蛋白的原料，当人体内缺铁或者铁的利用发生障碍的时候，对幼红细胞的分裂增殖有一定的影响。严重缺铁是会发生贫血，使细胞呼吸发生障碍，影响组织器官的功能。研究发现，葡萄干的含铁量是新鲜葡萄的15倍，另外葡萄干还含有多种矿物质、维生素和氨基酸，是体虚贫血者的佳品。

葡萄干又香又甜，是很多人都喜爱的干果。但很多人不知道，每天吃一把，能很好地改善贫血。

首先，葡萄干含铁丰富。许多女性常有脸色苍白、手脚冰凉的症状，这是轻度贫血的表现，每天一把葡萄干就可以改善。研究发现，葡萄干的含铁量是新鲜葡萄的15倍，另外葡萄干还含有多种矿物质、维生素和氨基酸，是体虚贫血者的佳品。

其次，葡萄干有促进消化的作用。葡萄干中含有酒石酸，可帮助胃肠道消化。葡萄干中的膳食纤维，还能吸附肠道壁的毒素，促进排毒。

葡萄干也有助保护心血管。研究显示，葡萄干能降低胆固醇，防止血栓形成，预防心血管疾病。它还含有类黄酮成分，有抗氧化作用，可清除体内自由基，抗衰老。近年研究还证明，葡萄干有防癌效果，其中的白藜卢醇，可有效防止细胞癌变或抑制恶性肿瘤的增长。付金如建议，可以每天吃一把葡萄干，约30—40克，坚持15天，即对改善体虚贫血有一定效果；并提高免疫力，促进消化。不过，葡萄干含糖量较高，糖尿病患者不宜多吃。

吃保健品不如吃豆子

症状：心血管不清

妙方：多食豆类食物。

药理：豆类中的一种重要营养素—卵磷脂，可以降低血液中的胆固醇，减少脂肪在血液里的积蓄，从而起到软化血管、调节血脂的作用。豆子里面卵磷脂的含量非常高，所以吃豆子就相当于吃了保健品。

“豆子是地里长出来的肉。”黄豆的蛋白质含量为35%~40%，而猪肉含蛋白质只有15%，所以，在蛋白质的含量上大豆是超过猪肉的。红豆、绿豆的蛋白质含量是20%，这个数值也不算低了，因为人们平时吃的大米含蛋白质只有7%，而白面是10%~12%，所以我们可以确信，豆类是蛋白质相当丰富的食品。

如果我们拿豆类食品替代一部分动物性食品，就可以减少胆固醇的摄入量，因为豆子里面不含胆固醇，饱和脂肪的含量也很少。这样，我们在获得蛋白质的同时，又可以大大降低患慢性疾病的风险，对于中老年人尤其有益。

为什么豆类可以降低胆固醇呢?这就不得不提到豆类中的一种重要营养素卵磷脂。此外，豆子里还有一些好东西，如纤维素，它对肠道健康十分有益。此外，它还含有低聚糖。大家知道，“双歧因子”能促进肠道里有益菌的繁殖，而豆子里面的低聚糖就是典型的双歧因子，所以，吃豆子对肠胃是非常有好处的。豆子里面还含有大量的矿物质，有维持人体酸碱平衡的作用。如果经常吃精白面、精白米，会使体质偏酸，吃豆子就可以使这种状况得到很大的缓解，因为豆子是偏于中性的。因此，如果我们能在主食中用一些豆子来替代部分细粮，那么，对人体健康将十分有益。

另外，吃豆子有利于减肥。我们曾做过实验，找来一些志愿者，第一组给他们吃白米做的食品，第二组吃白米加豆做的食品，第三组吃纯豆子做的食品。结果发现，如果按同样的热量来计算，吃豆子这一组人的饱腹感是最强的，而且过了好长时间都不饿，下一顿他们自然没有热情去大吃大喝了。因此，对于想减肥的人来说，吃豆是个不错的选择。

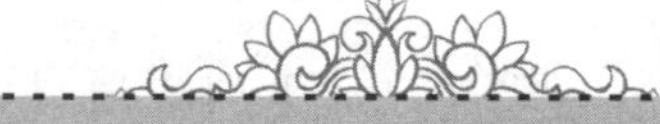

凉血解毒　试试荸荠

症状： 血热，体内有毒

妙方： 多食荸荠。

药理： 荸荠是寒性食物，既可清热生津，又可补充营养，是凉血解毒、化湿祛痰的上品。

“血热”是中医辩证的一个术语，它泛指热象表现如口干、口苦、舌红苔黄、尿短赤、便秘等一系列症群的多种疾病。血热可耗气伤阴，导致阴虚内热，出现五心烦热(即手、足、心烦热)、盗汗等现象。中医认为正常状态是血在温暖的气息下运行，遇到寒气就会凝滞。如果体内阳气过盛，火气很大，血液过热则血行加速，脉搏跳动变急，甚至会伤害脉络、耗损阴气。对此，我们应多吃清凉滋润的食物。如荸荠，荸荠是寒性食物，有清热泻火的良好功效。既可清热生津，又可补充营养，最宜用于发烧病人。它具有凉血解毒、利尿通便、化湿祛痰、消食除胀等功效。荸荠自古有“地下雪梨”之美誉，北方人视之为“江南人参。”

此外，荸荠中含有磷，是根茎蔬菜中最高的，能促进人体生长发育和维持生理功能，对牙齿骨骼的发育有很大好处，同时可促进体内的糖、脂肪、蛋白质三大物质的代谢，调节酸碱平衡。因此荸荠适于儿童食用。英国在对荸荠的研究中发现了一种抗菌成分——“荸荠英”。这种物质对金黄色葡萄球菌、大肠杆菌、产抽杆菌及绿脓杆菌均有一定的抑制作用，对降低血压也有一定效果。这种物质还对肺部、食道和乳腺的癌肿有防治作用。荸荠还有预防急性传染病的功能，在麻疹、流行性脑膜炎较易发生的春秀，荸荠是很好的防病食品。

需要注意的是，荸荠不宜生吃，因为荸荠生长在泥中，外皮和内部都有可能附着较多的细菌和寄生虫，所以一定要洗净煮透后方可食用，而且煮熟的荸荠更甜。荸荠属于生冷食物，对脾肾虚寒和有血瘀的人来说不太适合。

除了荸荠，莲藕也有清热凉血的作用，最适合血热的人食用。莲藕无论凉拌、榨汁、清炒都可以；此外雪梨、苦瓜、苦菜、丝瓜、鲜芦笋、绿豆、冬瓜、黑芝麻、螃蟹、鸭肉也是凉血的食物，平时可多食用。要少吃羊肉、韭菜、辣椒、葵花子等性温燥烈的食物，火锅要戒，酒也要戒。运动方面，血热的人不适宜做剧烈运动，应做温和运动，例如瑜伽。静态运动有利于调节体内血运，抚平情绪波动。同时，血热者不宜做日光浴，平时也要适当少晒太阳，因为这些人本来就阳气盛，如果在阳光下暴晒，吸收阳气，等于火上浇油。

多吃黑巧克力有益处

症状：心脏病

妙方：多食黑巧克力。

药理：黑巧克力中含有较多黄酮类物质，它能增强血管张力，降低血管脆性及改善血管通透性。

研究发现，患有代谢综合症（主要表现是血脂增高、高血压、肥胖和血糖增高，是糖尿病和心脑血管疾病的主要后备军）的高危人群，每日服用适量黑巧克力有助于减少心血管疾病，如心脏病和中风。

在全世界，心血管疾病都是导致死亡的主要原因。黑巧克力至少含有 60%的可可固体，其富含黄酮类物质。众所周知，该物质拥有很好的保护心血管功效，但这一点仅在短期研究中被证实。所以澳大利亚墨尔本的研究人员针对 2013 名心脏病高危人士，使用数学模型评估预测了日常食用黑巧克力对健康的长期作用以及其成本效益。所有实验参与者均血压较高，并符合代谢综合征的条件，但之前并无心脏病或糖尿病病史，也没有在进行降血压治疗。理想情况下，每日食用黑巧克力可以在至少 10 年的时间里，在每一万人中避免 70 例非致命的和 15 例致命心血管突发事件。就算依从性下降到 80%时，其效果也能保持在每万人避免 55 例非致命和 10 例致命心血管突发事件。这样的结果也足以让人确信，黑巧克力确实对心血管疾病拥有有效干预作用。

还有一点很重要的是，以上所提到的巧克力对心脏病具有防护效果，指的是含可可成分 60%-70%的黑巧克力，并不是牛奶巧克力或是白巧克力，是由于黑巧克力中含有更多黄酮类物质的缘故。这正代表服用黑巧克力可以给代谢综合征人群（无糖尿病）提供一个成本适宜、作用有效的防治策略。

第三章

生理疾病妙方

前列腺炎关键在于预防

症状： 前列腺炎

妙方： 多饮食洋葱，苹果、红酒、绿茶和山楂，尤其山楂，可当零食吃。

药理： 洋葱具有消炎抑菌、利尿止泻、降血糖、降血脂、降胆固醇、降血压等多重作用，更是目前所知道的唯一含前列腺素的植物，能保护前列腺。另外，洋葱中含有大量槲皮素，而槲皮素正好可以阻断雄激素对前列腺癌细胞的生理供应，雄激素的作用被阻断后，前列腺癌细胞的生长会延缓或停止。

前列腺炎是成年男性的常见病之一。虽然它不是一种直接威胁生命的疾病，但严重影响患者的生活质量。前列腺炎患者占泌尿外科门诊患者的 8%～25%，约有 50%的男性在一生中的某个时期会受到前列腺炎的困扰。前列腺炎可以影响各个年龄段的成年男性，50 岁以下的成年男性患病率较高。前列腺炎发病也可能与季节、饮食、性活动、泌尿生殖系统炎症、良性前列腺增生或下尿路综合征、职业、社会经济状况以及精神心理因素等有关。一项近万人参与的“久坐影响你健康吗?”的网络调查显示，37.9%的人每天坐 6～8 个小时，26.3%的人每天 3～6 个小时都在坐着，九成人都是因为上班、看电视、上网而长期坐着。而久坐最容易引起前列腺的疾病。此外，长期久坐会导致血液微循环受阻、新陈代谢减慢，进而导致新陈代谢产生的各种有害物质排泄不畅，淤积于前列腺之中，进而导致无菌性前列腺炎的发生和各种细菌性前列腺炎的加重。

久坐导致的慢性前列腺炎，需及时进行有效治疗。在治疗方式上，这里有个妙方推荐给您——多食洋葱。

印度人把洋葱用作“性激素”，罗马医生将洋葱用作开胃良药。近代医学也发现，洋葱具有消炎抑菌、利尿止泻、降血糖、降血脂、降胆固醇、降血压等多重作用，更是目前所知道的唯一含前列腺素的植物，能保护前列腺。它不但享有“菜中皇后”的美称，也是壮阳佳品，比如俄罗斯男人一日三餐都离不开洋葱。

洋葱的吃法很多，若想充分发挥其“男人菜”的功效，不妨做成洋葱炒蛋或洋葱炒牛肉，味道鲜美，营养价值丰富，对男性的好处也尽显无遗。另外，洋葱中含有大量槲皮素，而槲皮素正好可以阻断雄激素对前列腺癌细胞的生理供应，雄激素的作用被阻断后，前列腺癌细胞的生长会延缓或停止。除了洋葱，苹果、红酒、绿茶和山楂中也含有大量的槲皮素，前列腺癌患者可以多食用。

同时，主动预防也很重要。一些简单的小动作，可以有效减轻久坐带来的危害。上班一族，持续坐一小时后站起来活动一下；持续驾车 1 小时左右，也应下车适当走动；晚上睡下后，放平身体，屈腿，让腹部轻松下来，用热毛巾敷上，然后双手叠加按摩 20 分钟。

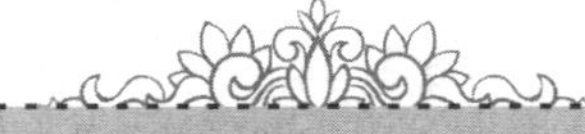

性冷淡试试这个方子

症状：性冷淡

妙方：嫩肉苁蓉 150 克，山药 50 克，羊肉 100 克。将肉苁蓉去鳞用酒洗净后切片，山药、羊肉亦切为片，放锅中加水煮，再加入适量调料，羹成后食用。

药理：研究发现，肉苁蓉中含有的洋丁香酚苷、红景天苷等化学成分，能有效促进性中枢神经的功能，增强性激素的分泌和相关递质的释放，从而提高性欲。据报道，澳大利亚医学家杜尔威康曾用肉苁蓉的提取液，对 8 只小鼠进行对比试验，结果发现，注射了肉苁蓉提取液的 4 只小鼠，其交配次数和射精率都明显增加，而且其抗寒耐冻时间也延长了 2~3 倍。而未注射肉苁蓉提取液的另外 4 只小鼠的相同功能明显低下。

“性冷淡”又称性欲抑制，是指性幻想和对性活动的欲望持续或反复的不足及缺乏。原本正常、适度的性生活是很好的神经松弛剂。然而，过度疲劳和压力会让人对性生活“力不从心”，严重时甚至会导致“性冷淡”。年纪轻轻就觉得了无“性趣”，甚至觉得“性福”是一种负担。

现代医学表明，肉苁蓉能从根本上治疗女性的性冷淡，是万千妙方中的首选，而且胜过西药。李时珍《本草纲目》中称它：“补而不峻，故有从容之号。”《日华子本草》载：“治男绝阳不兴，女绝阴不产，润五脏，长肌肉，暖腰膝，男子泄精，尿血，遗沥，带下阴痛。”《神农本草经》载：“肉苁蓉，味甘微温，主五劳七伤，补中，除茎中寒热痛，养五脏，强阴，益精气，妇人症瘕，久服轻身。”《中国药典》中记载：“肉苁蓉，补肾阳益精血，润肠通便，用于治疗阳痿、不孕、腰膝酸软、筋骨无力、肠燥便秘。”《北方中草药》说：“苁蓉，味甘咸，性温，无毒，温阳补肾，男女皆宜”。

研究表明，肉苁蓉含有生物碱、结晶性中性物质等化学成分多种，如苯乙醇苷类和苯维生素C苷类的松果菊苷、红景天苷、洋丁香酚苷；环烯醚萜苷类的玉叶金花酸、栀子酸、益母草苷等；木脂素苷类的鹅掌楸脂素、松香素脂酚等；还有其它类的胡萝卜素、丁香素、甘露醇、葡萄糖、生物碱、琥珀酸等。

从保健的效果看，肉苁蓉还有许多独到之处，它能补肾壮阳，却又没有鹿茸、巴戟天、淫羊藿那种火热的“性格”，所以，经常服用一般不会出现口干舌燥、牙齿肿痛等上火现象。但四季寒热不同，如是夏季服用，可适量配以补阴药，如麦冬、天冬、百合等，以消除因季节影响而对人体产生的不适。

肉苁蓉补肾而不伤阴，润肠通便而不伤身体，它不像大黄、芒硝、番泻叶那样峻下直泻，而是通过增加肠内渗透压，减少水分的吸收，促进肠道蠕动，使大便变软变湿而缓缓排出，故适宜于孕妇、老年体弱者便秘的调治。肉苁蓉的另一个特点就是没有明显的毒副作用，是一种大众化的、安全而有效的中药。

其中，羊肉含蛋白质、脂肪、糖类、维生素 B、维生素 B2、尼龙酸、钙、磷、铁、钠等。李时珍在《本草纲目》中说："羊肉能暖中补虚，补中益气，开胃健身，益肾气，养胆明目，治虚劳寒冷，五劳七伤"。可见，羊肉加肉苁蓉，是个完美的妙方。

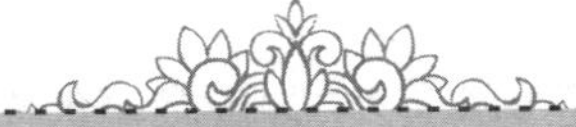

桑叶粥专治盗汗

症状：夜间盗汗

妙方：冬桑叶阴干，研为细末，每次 5 克，用米汤调后内服，每日 2 次，15 天为 1 个疗程。

药理：盗汗是阴虚内热，虚阳上亢，津液不固所致。桑叶味甘性寒，甘能养血滋阴，寒能泻热，切中盗汗症阴虚火旺的病机。现代研究发现，桑叶中含芸香甙和槲皮素能保持毛细血管正常抵抗力，减少通透性而起止汗作用。临床应用证明，无论桑叶单用或配伍用，都具有较佳的止汗功效。如是全身出冷汗时，桑叶煮汤后可适量加点益气补血之红糖，效果更佳。盗汗伴失眠者，桑叶配五味子煎服，也不失为止盗汗、助入眠之妙品。

中医认为：肾主五液，入心为汗。《医宗必读》云："肾阴衰不能内营而退藏，则内伤而盗汗。"当此之时，治宜滋阴降火。大部分多汗是自主神经紊乱引起的，其发病机制主要是交感神经异常兴奋。如果患者作了各种检查，没有问题，就可以确定是自主神经紊乱引起的。

相传宋代时，某日严山寺来一游僧，身体瘦弱胃口极差，每夜一上床入寐就浑身是汗，醒后衣衫尽湿，甚至被单、草席皆湿，二十年来多方求医皆无效。一日，严山寺的监寺和尚知道了游僧的病情后，便说："不要灰心，我有一祖传验方治你的病保证管用，还不花你分文，也没什么毒，何不试试?"翌日，天刚亮，监寺和尚就带着游僧来到桑树下，趁晨露未干时，采摘了一把桑叶带回寺中。叮嘱游僧焙干研末后每次服二钱，空腹时用米汤冲服，每日一次。连服三日后，缠绵二十多年的沉疴竟然痊愈了。游僧与寺中众和尚无不惊奇，佩服监寺和尚药到病除。

其实，桑叶治病入药始于东汉。《神农本草经》时列为"中品"。现代中医习惯将它列入辛凉解表类药物中，作疏风清热、凉血止血、清肝明目之用，其实桑叶还有止盗汗的作用。而《神农本草经》中亦早就有"桑叶除寒热、出汗"的记载；《丹溪心法》中亦有"桑叶焙干为末，空心米汤调服，止盗汗"之妙录。近年来，不少医生用桑叶在临床上治盗汗，屡用屡效，患者不妨一试。

前列腺素是原发痛经的祸首

症状：原发性痛经

妙方：服用维生素 E。

药理：不良前列腺素在体内合成、产生，需要磷脂酶 A2 和环氧化酶进行加工；而维生素 E 正好能够抑制这两种酶的活性，减少不良前列腺素的产生，从而防止痛经发生。

原发性痛经一般不伴有埋伏的疾病。它通常发生在年青的女性中，随着年龄增长和妊娠经过，痛经程度逐渐减轻。

原发性痛经的发生与子宫内膜分泌的前列腺素有关，当月经周期开始时，存在于子宫内膜细胞内的前列腺素被开释出来，从而引起子宫肌肉的收缩。如果前列腺素的分泌过量，正常的收缩反应就可能变成一种强烈的疼痛性痉挛，致使血流临时中断，子宫肌肉处于缺氧状态，从而引起痉挛。此外，过多的前列腺素开释也会导致肠道平滑肌的收缩，出现腹泻、恶心及呕吐。为了解决这个问题，医学上有一个非常简单的办法，比如说用避孕药，避孕药可以控制子宫内膜生长，让内膜变薄，激素的生理波动也会被控制，症状就会减轻。

由于痛经病人前列腺素水平较高，所以使用对前列腺素有对抗作用的药物，成为治疗痛经的手段。常用的药物有吲哚美辛、苄达明，以及邻氨苯甲酸类药物(如氯芬那酸、甲芬那酸等)。以上这些药物能制止前列腺的合成，并有拮抗前列腺素的作用。另外，有人运用口服避孕药治疗痛经，也有较好的治疗效果。经实验研究证实，口服避孕药可抑制前列腺素的合成与开释，从而达到治疗痛经的目的。但长期服用以上药物会有严重的副作用，所以并不可取。

这里推荐一个好方法，就是服用维生素 E 或饮食维生素 E 还含量高的食物。其药理在于，维生素 E 可参与阻断前列腺素的形成。

维生素 E 是一种脂溶性维生素，又称生育酚，是最主要的抗氧化剂之一，维生素 E 还能保持身体内红细胞的完整性，促进细胞合成等。

研究人员作了一个实验，把 100 名年龄在 16 ~18 岁，患有不同程度痛经的高中女生平均分成两组，在月经开始前 2 天到月经期前 3 天内，实验组女生每天服 5 片维生素 E，对照组女生每天服用相同剂量的安慰剂。2 个月随访的结果显示，如果以痛经的疼痛值几乎一致，为 5.5 左右，但在进行 2 个月后，大部分实验女生报告说她们的疼痛值下降到 3.5，而对照组是 4.3。

不良前列腺素在体内合成、产生，需要磷脂酶 A2 和环氧化酶进行加工；而维生素 E 正好能够抑制这两种酶的活性，减少不良前列腺素的产生，从而防止痛经发生。

除了服用维生素 E 外，女性在痛经期间，还应该忌辛辣，少吃凉的食物，保持好心情，好睡眠，即使在一个烦恼的环境中，也要想方设法走出来。这样才能减少痛经的惯性及心理暗示，以免留下心理阴影。

用了花椒水，外阴不再瘙痒

症状：外阴瘙痒

妙方：花椒一把，加入500毫升水，煮沸后改小火煮10分钟，用其擦洗患处，或坐浴。这里推荐坐浴，疗效最好。

药理：花椒在我国古代各种本草典籍多有收录，并被归入祛寒类的中药中，有温中散寒、燥湿止痛止痒的作用。现代研究也表明，花椒富含花椒素，有杀菌、消毒、止痛、止痒、消肿等作用，对多种细菌，特别是皮肤表面的细菌有很好的抑制功效。因此，临床上常用于治疗湿疹、皮肤瘙痒症、神经性皮炎、脚气及外阴瘙痒等皮肤科疾病。

外阴瘙痒是外阴各种不同病变所引起的一种症状，但也可发生于外阴完全正常者，当瘙痒加重时，患者多坐卧不安，以致影响生活和工作。导致外阴痒的病原很多，如蛲虫、滴虫、疥虫、真菌和细菌等。若病因明确，此病不难治愈。但是，目前更多的外阴痒与这些微生物无关，而是因物理、化学等因素长期刺激形成的慢性皮炎或湿疹。

如果瘙痒程度特别严重，可将一小把花椒加适量水煮10分钟左右，然后凉至温热时，用毛巾蘸花椒水轻轻擦瘙痒处，就有很好的止痒效果。不过，在涂擦完毕后，应立即涂上护肤乳液，以免花椒水刺激皮肤。

阴部瘙痒，伴有腰膝酸软，小腹胀，小便不利，双下肢肿沉重等症者，可用花椒煎汤坐浴或内服均能奏效。因为花椒温燥除湿，疏风止痒。阴部属于肝肾经脉循行必经之路，花椒归于肝肾，温补命火而兼能散寒，阴部瘙痒用之颇宜。

在用花椒水解决瘙痒问题的同时，还应该注意经期卫生，应勤清洗，忌抓搔及局部摩擦，忌酒及辛辣食物，不穿紧身兜裆裤，内裤更须宽松、透气，并以棉制品为宜，保持外阴干燥，多做局部坐浴。

另外，花椒水对脚气的治疗也可谓一绝。引起脚气的也是真菌，而花椒素正好能杀灭相应的真菌。同时，用花椒水泡脚还可稳血压。其药理在于活血通络，使整个机体血脉畅通。另外，使用花椒水泡脚时可以促使血液由上往下走，因此血压也容易平稳。身体脏腑功能良好的人可以常常用花椒水泡泡脚。

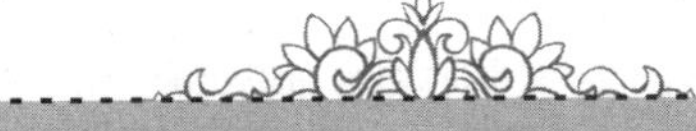

食疗妙方，告别平胸

症状：乳房发育不良

妙方：黄豆适量，猪蹄几只，山药适量，黄芪适量，花生适量，红枣适量，加调料小火煲烂。每两天服用 1 次。

药理：黄豆富含蛋白质及大豆异黄酮，在补充蛋白质的同时能作为类雌激素对乳腺进行有效刺激，促进乳房再次生长发育。山药能抑制胃肠的过度运动，使食物在胃中完全消化，被肠胃吸收。方中的黄芪作为重要材料可以有效修复肠胃受损的粘膜，从客观上改善胃动力。因为乳房的主要物质就是脂肪，所以必须吸收足够量的脂肪才能起到丰胸的目的，而猪蹄、花生都是高油脂食品。至于红枣，更是养脾健胃的上品。

女性乳房的发育期间在 9 到 14 岁间，发育完成约需 4 年，但个别的差异性颇大，发育快的人，在 1 到 2 年内即完成，发育缓慢者，前后可达 10 年之久，更有人可能到初次妊娠才发育完成，因此，乳房的发育不良可以由后天调养达到正常发育，虽然乳房的发育年龄有极大的差异性，但如果到了 14、15 岁，乳房仍未开始发育，就可能是异常的现象。

有如下 4 种青春期胸部发育缓慢的体质。

首先是脾虚型。表现为面色萎黄，以鼻及唇周围黄色明显，唇色淡，舌质淡胖，舌边缘有齿痕，脉虚缓，可合并白带过多，月经失调，腰酸，经期排便次数增多或水样便，平时腹胀，胃口不好，精神倦怠等。

其次是肾阳虚型，表现为体胖而皮肤松，面色白少光泽，懒于行动，易患感冒，唇色及指甲不红润，舌胖色淡，舌苔薄腻而润，月经后期量少、色淡，平时白带清稀量多，易腰酸、怕冷。

三是肾阴虚型。表现为体型瘦弱，面色白而干燥，唇色鲜红，掌心热，舌红，舌体瘦薄，脉细数，易合并有头晕目眩，咽干潮热，眠差，月经先期量少或先期量多。

最后是肝郁型。表现为外形多消瘦，面色黄而青，性格孤僻，鼻间青筋微露，胁腹胀痛，经行不畅，经前乳胀，痛经，经色暗。

这里着重解决第一种类型的乳房发育不良问题。脾在五行中属土，在五脏阴阳中属阴中之至阴。脾主运化，统血，升清，输布水谷精微，为“气血生化之源”。人出生后，各脏腑组织器官皆依赖脾所化生的水谷精微以濡养，故称脾为“后天之本”。脾与胃、肉、唇、口等构成脾系统。素体脾虚或饮食不节、情志因素、劳逸失调，药、食损脾或慢性肾病患者湿邪久居，损伤脾气等原因引起脾的功能虚衰、生化之源不足。脾对食物的消化和吸收起着十分重要的作用，因此几乎所有的胃肠道疾病都可出现或伴有脾虚。

用上面推荐的妙方治疗，一定会使女人拥有一对让人羡慕的乳房。关键在于坚持。

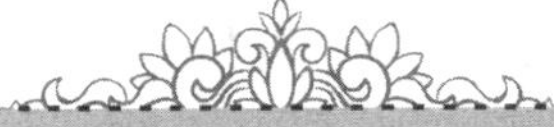

多吃海带，乳腺不增生

症状：乳腺增生

妙方：多吃海带。

药理：海带含有大量的碘，可促使卵巢滤泡黄体化，使内分泌失调得到调整，降低女性患乳腺增生的风险。海带中的碘极为丰富，碘可以刺激垂体，使女性体内雌激素水平降低，恢复卵巢的正常机能，纠正内分泌失调，消除乳腺增生的隐患。

饮食是多种疾病护理的关键点。多吃海带可以治疗乳腺增生。

海带是一种大型食用藻类，其中含有大量的碘，可促使卵巢滤泡黄体化，使内分泌失调得到调整，降低女性患乳腺增生的风险。海带中的碘极为丰富，碘可以刺激垂体，使女性体内雌激素水平降低，恢复卵巢的正常机能，纠正内分泌失调，消除乳腺增生的隐患。

海带虽好，但吃时一定要适量，不要把海带当做主菜天天吃，因为摄入过多的碘也会对身体健康产生负面影响。海带中含有一定量的砷，摄入过多的砷可引起中毒。因此，食用海带前，应先用水漂洗，使砷溶于水。方法是将海带先清洗干净后，用水浸泡，并不断换水，一般需用清水浸泡 6 小时以上。因为浸泡时间过长，海带中的营养物质也会溶解于水。如果海带经水浸泡后像煮烂了一样没有韧性了，说明已经变质，不能再食用。中医认为，海带性寒，脾胃虚寒者忌食。

另外，有个物理疗法对乳腺疾病有疗效，就是按摩合谷穴与膻中穴。穴位很好找。合谷穴在大拇指和食指的虎口间，拇指食指像两座山，虎口似一山谷，合谷穴在其中，故名。而膻中穴在前正中线上，两乳头连线的中点。两个穴位都可以刺激脑垂体，进而调整内分泌的紊乱。

大白菜养胃利尿排毒功效大

症状：体内有毒，肠胃不适

妙方：多吃白菜。

药理：现代医药研究发现，白菜含丰富的蛋白质、脂肪、糖类、多种维生素、胡萝卜素、核黄素、粗纤维、烟酸、硫胺素以及钙、磷、铁等成分。白菜含有较多钙质和维生素C，粗纤维的含量更为突出。多吃白菜能疏通或消除肠淤血，预防便秘、痔疮。

白菜，古称为“菘”，是一种生于我国的古老特产，全国各地都有种植，尤以北方为多。由于它物美价廉，便于贮藏，吃法多样，富含营养，所以千百年来一直受到人们的欢迎，被誉为“菜中之王”。古人为什么将白菜叫“菘”呢?宋人陆佃在《埤雅》中说：“菘性，凌冬不凋，四时常见，有松之操，故其字会意，而本草以为，交耐霜雪也。”白菜虽喜温，却又抗霜耐寒，气温降到零度时依然顶凌生长，无论江南塞北均可落地生根。看来将白菜喻为松柏，也不无道理。

白菜在我国的栽培历史，比粮食作物还要久远。1954年，考古人员在陕西西安半坡村一处新石器时代中期的部落遗址中，发掘出一个陶罐，里面就装有白菜籽、芥菜籽，由此算来，我们的祖辈先人，在距今七八千年以前，就已经开始种植白菜了。《诗经》记载白菜曰：“我有旨蓄，可以御冬。”《南史》中记述了一段有关白菜的对话：南朝齐国时，国子博士周颐隐居钟山。一天，王俭问他：“卿在山中何所食?”答曰：“赤米、白盐、绿葵、红蓼。”又问：“何者为佳？”曰：“春初早韭，秋末晚菘。”这种对白菜的褒奖，并非溢美之词。所以齐白石大师曾作一幅《白菜辣椒》图，上书：“牡丹为花王，荔枝为果之先，独不论白菜为菜之王，何也？”看来老人是在为白菜鸣不平，而这个王，不是因其个头大，实在是由于其品质好，种一季吃半年。

白菜里面含有 90%的植物纤维，这些植物纤维能促进胃肠的蠕动，促进消化系统的健康。早在古老医书《本草纲目拾遗》中就说过白菜味甘、性平、养胃。

现代医药研究发现，白菜含丰富的蛋白质、脂肪、糖类、多种维生素、胡萝卜素、核黄素、粗纤维、烟酸、硫胺素以及钙、磷、铁等成分。白菜含有较多钙质和维生素 C，粗纤维的含量更为突出，多吃白菜能疏通或消除肠淤血，预防便秘、痔疮。近年来，人们对膳食纤维的保健作用给予了高度评价，认为食物中的膳食纤维有抵御结肠癌的作用。维生素 C 能防治抗坏血病，降低胆固醇，增强人体的抗病能力，所含纤维能促进肠蠕动，防止大便干燥，促进粪便排泄，起到稀释肠道毒素的作用，故民间还有“鱼生火，肉生痰，白菜豆腐保平安”之说。

“烂糊白菜”是上海一道非常有名的家常菜。烂糊，其实就是白菜烧肉丝。由于这道菜软烂鲜美，入口即化，因此，非常适合牙口不好的老年人食用。尤其是用它来下饭，不但吃起来鲜香可口，有助于老年人多吃点饭菜，补充足够的热量，而且炖得烂烂的白菜和肉丝，其中的营养素特别容易被身体消化和吸收。

“烂糊白菜”这道菜的制作不难。首先，将白菜洗净，把菜叶和菜帮分开，均切成细丝。然后，将炒锅置旺火上，倒入植物油，下入肉丝拨散，加少许料酒炒至断生，加猪肉汤烧沸，转小火烧至八成烂。将锅上旺火，放入白菜帮，喜欢吃粉丝的也可以加一点。随后，再加少许精盐，烧 15 分钟后，将切好的白菜叶倒入，继续烧 3 分钟，直到菜叶软烂、菜帮酥时，轻轻翻身，加味精，用水淀粉勾芡，轻轻搅和，起锅装碗即成。

这道菜非常适合午餐或晚餐食用。由于是炖出来的，用的油也不多，热量自然不会高，吃的时候连汤带菜一起吃。此外，夏季想减肥瘦身的人，不妨也多食用烂糊白菜。

韭菜补肾暖膝腰

症状： 肾功能不佳

妙方： 用韭菜籽研粉，每天早晚各服 15 克，开水送服。

药理： 韭菜含有挥发性的硫化丙烯，因此具有辛辣味，有促进食欲的作用。韭菜除做菜用外，还有良好的药用价值。其根味辛，入肝经，温中，行气，散瘀；叶味甘辛咸，性温，入胃、肝、肾经，温中行气，散瘀，补肝肾，暖腰膝，壮阳固精。韭菜活血散瘀，理气降逆，温肾壮阳，韭汁对痢疾杆菌、伤寒杆菌、大肠杆菌、葡萄球菌均有抑制作用。

韭菜，又叫起阳草、懒人菜、长生韭、扁菜等。我国古代不少著名诗人的诗中都提到过韭菜，如唐代诗人杜甫的“夜雨剪春韭，新炊间黄粱”；宋代诗人苏轼的“渐觉东风料峭寒，青蒿黄韭试春盘”。可见韭菜自古以来就受到我国人民的喜爱和重视。

《本草纲目》中说：“韭籽补肝及命门，治小便频数，遗尿”，民间常用韭菜治疗身体虚弱，肺结核盗汗，噎嗝反胃，妇女产后血晕，吐清水及跌打刀伤肿痛，神经性和过敏性皮炎，新生小儿硬皮症等。

韭菜不仅质嫩味鲜，营养也很丰富。每 500 克韭菜中含蛋白质 10 克以上，脂肪 3.0 克，碳水化合物 19 克，钙 280 毫克，磷 225 毫克，铁 6.5 毫克，维生素 C95 毫克，胡萝卜素 17.5 毫克（在叶菜中，除金花菜外，含量最高）。现代医学研究证明，韭菜除含有较多的纤维素能增加胃肠蠕动，对习惯性便秘有益和对预防肠癌有重要意义外，它还含有挥发油及硫化合物，具有促进食欲、杀菌和降低血脂的作用。因此，食用韭菜对高血脂、冠心病病人有益。

核桃，益智补肾之宝

症状： 脏腑功能受损

妙方： 常食核桃。

药理： 中医理论有所谓肾藏精，生髓，髓通于脑的理论，因此要补脑就必先补肾。核桃是补肾健将。当我们把核桃的硬壳打开后，会发现核桃就像一个微型的脑子，有左半脑、右半脑、上部大脑和下部小脑，甚至其皱褶都像大脑皮质。根据中医“以形补形”学说，因为核桃形似人脑，所以它可保护大脑。现代医学也证实，核桃补脑功效非常好。因为核桃含磷脂较高，可维护脑细胞正常代谢，防止脑细胞的衰退，提高大脑的生理功能，具有促进脑循环、增强记忆力的作用，能够缓解用脑过度。

在中医里面，核桃历来就是益智、补肾、强身、益寿的佳品。据史料记载，早在我国隋唐科举时代，疲倦紧张的考生们就以吃核桃来健脑。在日本，营养学家发现，每天吃核桃的儿童，其焦躁不安、厌学的状况会有很大的改善。另外，历代医家都认为核桃是补肾的良药，只要是与肾虚相关的病症，不管你是腰痛腿弱，阳痿遗精，还是肾不纳气所导致的喘嗽或是小便频多，均可以服用核桃来辅助治疗。

核桃的“老祖宗”生活在欧洲东南部和亚洲西部等地，公元前一百多年，西汉张骞从西域把这一珍果带回内地。核桃起初广植于四川、甘肃西部一带的羌族地区，不久渐布中原等地，所以，核桃的原名本是“胡核”、“羌桃”。

用核桃补脑，最好取 2～3 个核桃仁和适量的红枣、大米一起，熬成核桃粥食用，因为核桃可以补“先天之本”，大米、红枣可以补“后天之本”，这样搭配起来保健效果最佳。

核桃还有乌发、使皮肤光润的作用，因此老年人服用核桃可使须发变黑，语声洪亮；妇人服用核桃能面如红玉，年轻美貌。因为人的皮肤好坏主要取决于血液循环的好坏，咱们都知道洗完热水澡后脸红红的，这就是血液循环加快了的表现。核桃养血、润肤，而且富含多种维生素，可以提高人体皮肤的生理活性，所以对女性而言是美容佳品。据说著名的京剧表演艺术家梅兰芳生前每天都吃核桃粥，因而皮肤舒展细嫩，面色光润。

在两瓣核桃仁之间，夹着的小薄片，中医叫分心木，可用来煮水当茶饮，具有安神定志，促进睡眠的作用。值得注意的是，核桃仁所含的脂肪较多，虽然是有利于清除胆固醇的不饱和脂肪酸，但脂肪本身具有很高的热量，如果过多食用又不能被充分利用的话，就会被人体作为胆固醇储存起来。一般来说，每天服用核桃仁的重量应在 40 克左右，相当于四五个核桃。同时应该适当减少其他脂肪的摄入，以避免热量摄入过多。

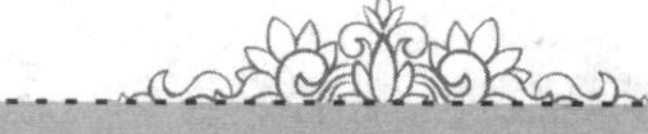

经前不郁闷有妙方

症状：经期综合征

妙方：多食牛奶、苹果、大蒜和紫菜。

药理：研究表明，提前加强钙、镁以及维生素 B6 的补充，对经前期综合征能起到较好的防治效果。

经前综合征是指妇女在月经将至前常出现的情绪紧张、易怒、失眠、腹痛等一系列症状。近年国外有多项研究发觉，适当补充某些矿物质，对缓解经前综合征有明显疗效。

美国科学家将500名患经前综合征妇女分成两组，治疗组天天服用1200毫克的钙剂，对比组服安抚剂。经过3个月经周期的观测发觉，服用钙剂组的妇女中，经前综合征的4种主要症状如情绪波动、痛经、水肿和嗜食减少了近50%，明显优于对比组。所以，平日可以多饮食牛奶和山楂，它们的含钙量在各种食材中是最高的。

还有钾，钾对神经冲动的传导、血液的凝固过程以及人体所有细胞的性能都极为重要,能缓解情绪紧张、抑制痛经，防止感染,并减少经期失血量。水果中，西瓜和苹果都富含钾，可以多吃。

最后是镁，镁是人体内许多酶的激活剂，如果缺少镁元素，有些酶就要“罢工”，人体吸收营养、排出废物也都要仰仗于酶，所以镁元素对于维持身体的新陈代谢有不可或缺的作用。更重要的是，镁能将大脑中帮助神经冲动传导、具有神经激素作用的活性物质维持在正常水平。在月经后期，镁还能起到心理调剂作用,有助于身体放松,消除紧张心理。镁对减轻失眠也有效。镁在食物中的含量非常丰富，一般我们不会出现镁缺乏。但是如果摄入的脂肪过多，就很容易出现镁元素的大量流失，这时我们还可以多吃紫菜。紫菜含镁量最高，每100克紫菜中含镁460毫克，居各种食物之冠，被喻为镁元素的宝库。

此外,补充B族维生素，特别是维生素B_6，对稳定情绪、帮助睡眠、减轻经期腹痛或情绪紧张有一定作用。大蒜中就含有维生素B_6，平时经常吃几瓣蒜即可有效补充该元素。很多人考虑到大蒜的味道都不大愿意吃，其实问题很好解决，一杯绿茶水漱口即可解决吃蒜带来的口腔异味问题。

综上所述，生理期前后，一定要多食苹果、西瓜、牛奶、紫菜和大蒜，如果能在奶中加一勺蜂蜜（含镁量丰富）将更好。

子宫保养好才能有好容颜

症状：子宫受寒引起的容颜问题

妙方：子宫保暖。

药理：现代医学研究证明，子宫是女人的第六脏器，也就是说，女人有六脏六腑。它是孕育生命的摇篮。由于一些女性日常生活中忽略了对子宫的保养和护理，以致出现子宫肌瘤、宫颈糜烂等疾病，丧失了子宫的元气，严重危害着女性的身心健康。如果气血不足，女性的容貌就会变得黯淡憔悴，皮肤失去光泽，因此不管哪个年龄段的女性，都要小心地呵护子宫。

有些女性天生体质较寒，主要表现在四肢容易冰冷，对气候转凉特别敏感，脸色比一般人苍白，喜欢喝热饮，很少口渴，冬天怕冷，夏天耐热。寒性体质大多由后天因素造成，居住环境寒冷、嗜好寒凉食物、过劳或易怒损伤身体阳气……这些是让身体偏寒的常见问题。另外，还有一部分遗传因素，也许你的父母体质偏寒，或者是你出生时，他们年龄比较大，身体阳气逐渐减少，这会直接导致在你的基因上写入寒性体质密码。即使和别人处在相同的条件下，你更容易出现宫寒的症状，所以除了小心防寒之外，还要长期温煦身体。

如何让子宫暖起来，需要做到以下几点：

第一，多吃补气暖身的食物。例如核桃、枣、花生，让先天的不足由后天的高能量来补足，不用担心上火，宫寒体质属于火气不足，不容易出现火大体热的症状。

第二，用鲍鱼滋补。中医认为鲍鱼滋补，可以滋补养颜，是女性最好的补品。过去太医院进贡给皇后妃嫔们的中药丸，调和时不像现在使用蜂蜜，而是用鲍鱼汁。所以宫寒女性应该经常给自己做些鲍鱼食物。

第三，健走。宫寒人士偏于安静沉稳，运动过多时容易感觉疲劳。其实“动则生阳”，寒性体质者特别需要通过运动来改善体质。快步走是最简便的办法，步行，尤其是在卵石路上行走，能刺激足底的经络和穴位，可以疏通经脉、调畅气血、改善血液循环，使全身温暖。

第四，艾条温灸。这是一种比较简单的家居方式，一般选取两个穴位：肚脐正中直下 1.5 寸处的气海穴、肚脐正中直下 3 寸处的关元穴。用艾条每日熏烤 30 分钟，长期坚持就可以有效，另外的还有植物性内置剂，都能较好的解除宫寒。

美丽乳房吃出来

症状：乳房发育不良

妙方：取黄豆适量、猪蹄几只、山药适量、黄芪适量、花生适量、红枣适量，并调料小火煲烂，每 2 天服用 1 次。

药理：黄豆富含蛋白质及大豆异黄酮，在补充蛋白的同时能作为类雌激素对乳腺进行有效刺激，促进乳房再次生长发育。而山药又能抑制胃肠的过度运动，使食物在胃中完全消化，同时，方中的黄芪作为重要材料可以有效修复肠胃受损的黏膜，从客观上改善胃动力。又因为乳房的主要组成物质就是脂肪，所以必须吸收足够量的脂肪才能达到丰胸的目的，而猪蹄、花生都是高油脂食品。至于红枣，更是养脾健胃的上品。

女性乳房开始发育约在 9～14 岁间，发育完成约需 4 年，但个别的差异性颇大，发育快的人，在1～2年内即完成，发育缓慢者，前后可达10年之久，更有甚者可能到初次妊娠才发育完成，因此，乳房的发育不良应可借由后天调养达到正常发育，虽然乳房的发育年龄有极大的差异性，但如果到了14、15岁，乳房仍未开始发育，就可能是异常的现象。

一般情况下，有4种青春期胸部发育缓慢的体质，大家可作为参考。

首先是脾虚型，表现为面色萎黄，以鼻及唇周围黄色明显，唇色淡，舌质淡胖，舌边缘有齿痕，脉虚缓，可合并白带过多，月经失调，腰酸，经期排便次数增多或水样便，平时腹胀，胃口不好，精神倦怠等。

其次是肾阳虚型，表现为体胖而皮肤松，面色白少光泽，懒于行动，易患感冒，唇色及指甲不红润，舌胖色淡，舌苔薄腻而润，月经后期量少、色淡，平时白带清稀量多，易腰酸、怕冷。

还有肾阴虚型，表现为体型瘦弱，面色白而干燥，唇色鲜红，掌心热，舌红，舌体瘦薄，脉细数，易合并有头晕目眩，咽干潮热，睡眠差，月经先期量少或先期量多。

最后是肝郁型，表现为外形多消瘦，面色黄而青气隐隐，性格孤僻，鼻间青筋微露，时欲叹息，纳差，胁腹胀痛，经行欠畅，经前乳胀，痛经，经色暗，若肝郁而有火者，常见性格急燥。

这里我们着重讲第一种，因为第一种情况最常见。脾在五行中属土，在五脏阴阳中属阴中之至阴。脾主运化，统血，升清，输布水谷精微，为“气血生化之源”。人体出生后，各脏腑组织器官皆依赖脾所化生的水谷精微以濡养，故称脾为“后天之本”。其与胃、肉、唇、口等构成脾系统。素体脾虚或饮食不节、情志因素、劳逸失调，药、食损脾或慢性肾病患者湿邪久居，损伤脾气等原因引起脾的功能虚衰、生化之源不足。脾对食物的消化和吸收起着十分重要的作用，因此几乎所有的胃肠道疾病都可出现或伴有脾虚。

为此，推荐给大家一个非常管用的妙方，具体做法是：取黄豆适量、猪蹄几只、山药适量、黄芪适量、花生适量、红枣适量，并调料小火煲烂，每 2 天服用 1 次。

其药理在于，黄豆富含蛋白质及大豆异黄酮，在补充蛋白的同时能作为类雌激素对乳腺进行有效刺激，促进乳房再次生长发育。而山药又能抑制胃肠的过度运动，使食物在胃中完全消化，同时，方中的黄芪作为重要材料可以有效修复肠胃受损的黏膜，从客观上改善胃动力。又因为乳房的主要组成物质就是脂肪，所以必须吸收足够量的脂肪才能达到丰胸的目的，而猪蹄、花生都是高油脂食品。至于红枣，更是养脾健胃的上品。李时珍在《本草纲目》中说：枣味甘、性温，能补中益气、养血生津，用于治疗“脾虚弱、食少便糖、气血亏虚”等疾病。常食大枣可治疗身体虚弱、神经衰弱、脾胃不和、消化不良、劳伤咳嗽、贫血消瘦，养肝防癌功能尤为突出，有“日食三颗枣，百岁不显老”之说。

因此，照着上面的妙方治疗，女性朋友一定会拥有个一个丰满的胸部。关键在于坚持。

此外，还要注意丰胸的绝佳时期。

女性身体里的雌乙醇是决定乳房丰满或扁平的关键因素，雌乙醇像游牧民族一样，随着血液循环流入全身。

只有最大限度地把雌乙醇引流到乳房，使乳房里的脂肪细胞充分吸收血浆中的脂肪微粒，才能让脂肪大量囤积在乳房中，令胸部丰满、挺拔。

女性从来月经起的第 11、12、13 天，雌乙醇分泌达到最高峰，这三天是丰胸的最佳时期，也称前 3。

第 18、19、20、21、22、23、24 天，雌乙醇的分泌仅次于前 3，是丰胸的次佳时期，也称为后 7。

前 3、后 7 这 10 天里，每天坚持按揉乳四穴，每穴 5 分钟（以乳头为中心，上下左右各旁开 2 寸的四个穴位合称乳四穴），打通乳房周围的经脉，将雌乙醇最大限度地引向乳房，2 个月后，乳房就会变得大而丰满。

最后，再推荐3个十分管用的妙方。

1. 用核桃、松仁、黑芝麻、花生米打成糊糊，每天吃1碗。

这四种丰胸的食物都富含维生素E，能促使卵巢发育和完善，使成熟的卵细胞增加，刺激雌激素的分泌，从而促进乳腺管增长，乳房变大丰挺；这其中核桃和松仁富含亚麻酸，可以刺激雌激素的合成，使女性的曲线更完美，胸部更丰满；而黑芝麻和花生米，富含维生素B，有利于雌激素和孕激素的合成，从而刺激和维持乳房的活力，起到丰胸的作用。

2. 用黄豆、青豆、黑豆加普通大米熬成粥，每天吃2碗。

这三种豆子不仅富含蛋白质、卵磷脂，还含有植物雌激素和异黄酮类物质，能有效提高体内雌激素的水平，使乳房日趋丰满、挺拔。

3. 将猪蹄炖到九成熟，放入削过皮的木瓜块，炖熟后加入适量的米酒食用。每周吃2次。

木瓜因富含维生素A，能帮助合成雌激素，是丰胸的上品者；猪蹄富含丰富的磷脂、蛋白质和胶质，丰胸效果相当了得；猪尾巴、凤爪、海参跟猪蹄有着同样的丰胸作用；米酒中含有能促进女性胸部细胞丰满的天然荷尔蒙，里面的酒精成分更能促进胸部血液畅通，其丰胸效果可想而知。

乳腺癌早预防

症状：乳腺疾病

妙方：① 常食大豆和大白菜。② 多食亚麻。③ 多食富含胡萝卜素的食物。食用胡萝卜必须用油炒食，因为胡萝卜素不溶于水。

药理：① 大豆含有的植物性雌激素能有效地抑制人体内雌激素的产生，而雌激素过高乃是引发乳腺癌的主要原因之一。实验证明，常吃豆粉的一组老鼠患乳腺癌概率较未吃者低70%。此外，大白菜含一种叫做吲哚-3-甲醇的化合物，能使体内一种重要的酶数量增加，帮助分解过多的雌激素而阻止乳癌发生。②亚麻含有植物雌激素，能有效地降低体内雌激素的负面影响。亚麻谷物是很好的食物。③类胡萝卜素可以增强细胞间的信息传递，能够借助恢复细胞间的联系而终止癌细胞生长，有效地阻止癌症的扩展。

现代都市生活节奏不断加快，女性面对着生活、工作的重重压力，随之而来的负面效应就是对健康状况的忽视。乳腺癌，这种女性最常见的恶性肿瘤在全世界的发病率逐年上升。在美国为女性恶性肿瘤发病率的首位，占女性恶性肿瘤发病率的26%，而占死亡率的18%。

流行病学调查发现，5%~10%的乳腺癌是带有家族性的。如果有一位近亲患乳腺癌，则患病的危险性增加1.5~3倍；如果有两位近亲患乳腺癌，则患病率将增加至7倍。发病的年龄越轻，亲属中患乳腺癌的危险越大。由此可以证明，乳腺癌有明显的家族遗传倾向。

乳腺癌是乳房腺上皮细胞在多种致癌因子作用下，发生了基因突变，致使细胞增生失控。由于癌细胞的生物行为发生了改变，呈现出无序、无限制的恶性增生。它的组织学表现形式是大量的幼稚化的癌细胞无限增殖和无序状地拥挤成团，挤压并侵蚀破坏周围的正常组织，破坏乳房的正常组织结构。

不育、生育次数少、第一胎足月产年龄晚、初潮年龄早、良性乳腺疾病史、乳腺癌家族史、口服避孕药、放射线暴露等因素已经被确认与患乳腺癌有关。长期的饮食结构、生活习惯等因素造成体质过度酸化，人体整体的机能下降，引起肾虚、肝肾同源、肾虚肝亦虚，进而引起上焦代谢循环变慢，造成甲状腺疾病和内分泌失调、免疫功能下降，从而发展为乳腺组织异常增生，终致癌变。

乳腺癌发病率虽高，但也是可以预防的，只要积极治疗乳腺增生，注意膳食，就会减少乳腺癌的威胁。所谓防患于未然，现在就推荐几项可以降低患乳腺癌的食谱。

经典预防食物一：大豆 + 大白菜

大豆含有的植物性雌激素能有效地抑制人体内雌激素的产生，而雌激素过高乃是引发乳腺癌的主要原因之一。实验证明，常吃豆粉的一组老鼠患乳腺癌概率较未吃者低 70%。此外，大白菜含一种叫做吲哚 -3- 甲醇的化合物，能使体内一种重要的酶数量增加，帮助分解过多的雌激素而阻止乳癌发生。

经典预防食物二：亚麻

亚麻中有含植物雌激素，能有效地降低体内雌激素的负面影响。亚麻谷物是很好的食物。

经典预防食物三：胡萝卜素

研究表明，类胡萝卜素可以增强细胞间的信息传递，能够借助恢复细胞间的联系而终止癌细胞生长，有效地阻止癌症的扩展。β－胡萝卜素是人体所必需的维生素 A 的主要来源。在人体中，β－胡萝卜素转化为维生素 A，以满足人体需要。虽然大剂量维生素 A 的吸收会引起中毒，但是从天然食物中大量吸收 β－胡萝卜素含量高的食品是安全的，像螺旋藻的 β－胡萝卜素含量是其他食品（包括胡萝卜）的 10 倍以上。一百多例动物试验证明，维生素 A 和 β－胡萝卜素可以抑制各种癌症和肿瘤的发展，许多人体流行病学的研究表明，吸收大量维生素 a 可以防治癌症，更深入的研究工作发现，起作用的是 β－胡萝卜素，而不是动物食品中的维生素 A。研究指出，吸烟之所以容易导致肺癌，不仅因为烟中有致癌物质，而且还由于人们在吸烟时，抑制了 β－胡萝卜素的作用。血清中的 β－胡萝卜素和维生素 A 含量越少，肺癌的发病率越高。β－胡萝卜素不仅是维生素 a 的来源，而且它还有维生素 A 所没有的一些功能。β－胡萝卜素可降低肺癌发病率，防止动物化学诱导的肿瘤，防止癌症前期的染色体损伤和增强免疫能力。β－胡萝卜素是最有效抑制自由基活性的物质之一，这种自由基损伤细胞从而导致癌症。自由基是失去一个电子的分子集团。过多的自由基是由于环境污染、有毒的化学物质、药品、机械或精神上的打击等引起的。β－胡萝卜素则抑制了自由基在人体内的活性。一般蔬菜里都含 β－胡萝卜素，当然，胡萝卜中的含量最高，需要注意的是，β－胡萝卜素不溶于水，这也就意味着必须用食用油炒食才被能更好地吸收。因此，西方人的生吃蔬菜不见得健康。常食含 β－胡萝卜素的食物，可以预防各种癌症。

此外，美国华盛顿大学的一项最新研究表明，女孩从发育阶段（12 岁）起多运动，可以有效预防成年后乳腺癌的发生。

研究人员对 65000 名年龄在 24～42 岁的护士进行了调查，内容主要为她们 12 岁以后的运动情况。在长达 6 年的调查中，有 550 名女性在更年期前被确诊为乳腺癌。

数据显示，如果女性在青春期及刚成年后多运动，她们在更年期患乳腺癌的概率比那些久坐不爱运动的女性要低 23%。其中，患乳腺癌风险最低的女性，平均每周运动时间为 3 小时 15 分钟。运动方式以跑步为主。

曾有研究指出，中年女性在更年期过后多运动，可以减少乳腺癌的发病概率。另外，12～22 岁是女性运动效果最佳时间段，建议女性锻炼时采取跑步、走路等多种方式。

研究还发现，每天戴胸罩 12 小时以上的女性比短时间或者根本不戴胸罩的女性患乳腺癌的可能性高出 21 倍。那些晚上也不摘下胸罩的女性，可能性则要高出 100 多倍。因为胸罩卡紧胸部会影响乳房部分淋巴液的正常流通，会使乳腺的正常细胞发生癌变。

产后回乳有妙方

症状：断奶期奶水过多，影响回乳

妙方：每日单用生麦芽或炒麦芽 120 克，水煎服。也可用生麦芽、炒麦芽各 60 克，水煎服。一般 3 剂即可生效。

药理：据现代药理研究，生麦芽中含的麦角类化合物，有抑制催乳素分泌的作用。麦芽炒后在性味方面稍有改变，但回乳作用与生麦芽没有多大差别，只是药力较和缓些。

最少6个月的母乳喂养，已渐渐成为现代妈妈耳熟能详的育儿常识，但是真正能达到这个目标的，根据统计数字显示并不理想。除去因特殊原因主动放弃母乳喂养之外，很多新妈妈的确是没有足够的奶来喂宝贝。分析这些缺奶的情况，绝大部分并不是因为妈妈的生理功能无法正常哺乳，而是由于一些错误的做法造成现代妈妈缺奶。

比如，初产时喂奶没能及时开始。宝贝刚出生的头几天内，新妈妈因为身体虚弱或者产伤、剖宫产后的疼痛，或者母婴被隔离，没有及时开始喂奶。而分娩后，胎盘脱出催乳素就开始分泌，如果在一段时间内乳房没有获得吸吮的良性刺激，催乳素的分泌又会慢慢下降，随之乳汁产生就会减少。

再又如，喂奶的姿势和方法不当。年轻妈妈容易忽略喂奶的技术问题，是否掌握正确的喂奶姿势、频率和时间，都会影响正常的泌乳功能。

还有，下奶未畅时饮用过多汤类。在泌乳"机器"没有充分开动以前，很多新妈妈会在亲人的关心下，短时间内喝下很多猪蹄汤、鲫鱼汤、鸡汤等下奶的民间补汤。这些汤类补的是奶水的物质基础，而新妈妈现在缺少的并不是这些，而是分泌乳汁的功能没能发挥出来。过量营养物质和胶原蛋白的摄入，会使乳汁在乳管内变得浓稠难以流动，不但不容易及时排空，阻碍了新生的乳汁，而且停滞的乳汁很容易感染细菌造成急性乳腺炎，喂哺宝贝的重要任务就更难完成了。

另外喂奶后没有排空余奶。有的新妈妈觉着奶水存在乳房里宝贝这次吃不完还可以下次吃，这样可是犯了大错误！乳房的功能不像库房而更像厂房，就像大量的产品堆在厂房里只会影响生产一样。乳房是个非常精妙的供需器官，宝贝吸吮的越多，就是需要得越多，乳汁分泌也就越多。排空乳房的动作类似于婴儿的吸吮刺激，可促使乳汁分泌。每次充分哺乳后应挤净乳房内的余奶，充分排空乳房，会有效刺激更多乳汁的分泌。

最后，过早的混合喂养。混合喂养的宝贝一旦习惯了更容易喝到奶的奶瓶，就逐渐不愿意再吃妈妈的奶，缺少吸吮的乳房很快就会减少乳汁的分泌。

世界卫生组织建议，宝贝出生 4 个月内，应该只吃母乳而不需要添加包括水在内的任何辅食。4 个月以后，若纯母乳喂养慢慢不能满足宝贝生长的需要了，各种辅食就应该开始循序渐进逐步添加，但喂母乳以最终能超过 10 个月时间为最好，这时就可以考虑回乳。

回乳的方法分为自然回乳及药物回乳两种。一般来讲，因哺乳时间已达 10 个月至 1 年而正常断奶者，常可使用自然回乳方法；而因各种疾病或特殊原因在哺乳时间尚不足 10 个月断奶者，则多采用药物回乳。正常断奶时，如果奶水过多，自然回乳效果不好时，也可使用药物回乳。

这里推荐麦芽回乳。麦芽回乳，从古至今，医者皆知。但是回乳，到底应该用生麦芽还是炒麦芽，很多人都不清楚。

其实，生麦芽和炒麦芽均有回乳的作用。中医认为，麦芽性味甘、平，其作用有二：一是开胃消食，用量一般在 10--15 克；二是回乳消胀，用量一般在 30–120 克。这就是说，麦芽回乳的作用，不在于生与炒，关键是剂量的大小。小剂量则消食开胃而催乳，大剂量则耗气散血而回乳。

另外，回乳时日常饮食的选择，应忌食那些可促进乳汁分泌的食物，如花生、猪蹄、鲫鱼、汤类等，否则将会事倍功半，甚至适得其反。

蒲公英巧治恶露不绝

症状：恶露不绝

妙方： 取适量蒲公英，用热水冲泡，在产后第一天饮用，连服两周即可。

药理： 近年的研究表明，蒲公英中含有蒲公英醇、蒲公英素，具有抗病毒、抗感染、抗肿瘤作用，对金黄色葡萄球菌、伤寒杆菌、痢疾杆菌、病毒有抑制和杀灭作用，具有“天然抗生素”之美誉。另外，蒲公英叶有疏通乳脉管之阻塞、促进泌乳的作用。

产妇分娩后随子宫蜕膜特别是胎盘附着物处蜕膜的脱落，含有血液、坏死蜕膜等组织经阴道排出称为恶露。一般情况下，产后三周以内恶露即可排净，如果超过三周仍然淋漓不绝，即为“恶露不尽”。在中医典籍《胎产心法》中提到：“由于产时伤其经血，虚损不足，不能收摄，或恶血不尽，则好血难安，相并而下，日久不止。”因此，恶露不止多与“虚损”或“血瘀”有关。

产后恶露不绝、恶露不净就是产后 3 周以上，仍有阴道出血。常见于如下三种情况。

一种组织物残留。可因妊娠份分较大，或子宫畸形、子宫肌瘤等原因，也可因手术操作者技术不熟练，致使妊娠组织物未完全清除，导致部分组织物残留于宫腔内。此时除了恶露不净，还有出血量时多时少，内夹血块，并伴有阵阵腹痛。

二是宫腔感染。可因人流后洗盆浴，或卫生巾不洁，或人流后不久即行房事，也可因手术操作者消毒不严密等原因致使宫腔感染。此时恶露有臭味，腹部有压痛，并伴有发热，查血象可见白细胞总数升高。

三是宫缩乏力。可因人流后未能很好休息，或平素身体虚弱多病，或手术时间过长，耗伤气血，致使宫缩乏力，恶露不绝。

另外，子宫修复不良也是恶露不绝的另一常见原因。特别是剖宫产，子宫上缝合的切口如果愈合不良、出现坏死，出血情况就会持续。而一些新妈妈在分娩后，日夜忙于照顾孩子，造成自己精神紧张、身体疲劳，也不利于子宫的修复。

子宫内膜炎、多发性子宫肌瘤、子宫畸形或发育不良的新妈妈，同样容易出现恶露不绝的现象。

在以上几种病因中，最常见的病因是宫腔感染。对此，有个很好的妙方可以解决问题，那就是饮食蒲公英。具体做法是取适量蒲公英，用热水冲泡，在产后第一天饮用，连服两周即可。蒲公英属菊科多年生草本植物，是药食兼用的植物。据《本草纲目》记载，它性平味甘微苦，有清热解毒、消肿散结及催乳作用，对治疗乳腺炎十分有效。无论煎汁口服，还是捣泥外敷，皆有效验。此外，蒲公英还有利尿、缓泻、退黄疸、利胆等功效，被广泛应用于临床。《本草纲目》有句云："蒲公英嫩苗可食，生食治感染性疾病尤佳。"《神农本草经》、《唐本草》《中药大辞典》等历代医学专著均给以高度评价。在《本草经疏》中就主要指出蒲公英清热解毒，对于妇女有很好的治疗乳痛和解乳毒之功效。

因此，建议那些健康的产妇也多饮用蒲公英水，既无副作用，又能杀毒治病补乳，真是不可多得的上等食材。

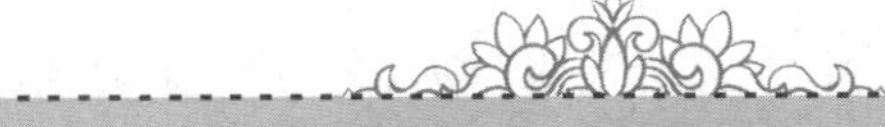

性生活后喝果汁预防尿道感染

症状： 性生活引起的尿道感染

妙方： 性生活后喝果汁。

药理： 酸性较强的果汁饮料能够降低尿道中细菌的数量，能使尿路感染的发生概率大大降低。

性生活会使女性出现阴道炎及膀胱炎的概率大大增加。美国加州大学保健所有研究显示，女性每星期性交超过3次者，约有50%的人会初发尿路感染。幸运的是，一项研究表明，如果女人稍微改变一下饮食结构，便可使经常令她们心烦的尿路感染概率降低。

研究发现，女性如果每天至少喝一杯不加甜味剂的新鲜果汁或者浓缩果汁，那么她们发生尿路感染的概率比那些很少饮用果汁的女人会少34%。如果能在性生活后马上喝一杯，起到的效果更加显著。

性交时的挤压容易使女性尿道受伤，并会将尿道周围或尿道前端的细菌带入膀胱。生存于阴道内的细菌，亦可因性交被带到尿道口。如果性生活过频，还会使膀胱抵抗能力下降，感染细菌的概率明显增加。而酸性较强的果汁饮料能够降低尿道中细菌的数量，所以能使尿路感染的发生概率大大降低。

研究还发现，一些特别酸的果汁，尤其是用浆果榨成的果汁，对防止女性尿路感染的经常性复发有很好的疗效。

此外，性生活后饮用酸奶，每周至少食用3次含有乳酸菌的奶制品，也有助于帮助女性避免尿路感染。

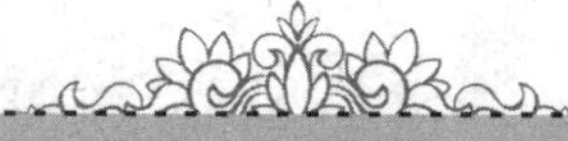

女性少吃红肉的秘密

症状：乳腺基因异常

妙方：少吃红肉，尽量不吃。

药理：爱吃红肉的女性易患乳腺癌的一个原因是，红肉在烧烤煎炸的高温处理过程当中，尤其是烹饪得比较烂的情况下会产生杂环胺这种致癌化合物。在实验室研究中发现杂环胺会与雌激素受体结合起来，并形成类似雌激素的作用，促成乳腺肿瘤的生成。

一项大规模研究显示，进食过多红肉至少会导致一些女性患乳腺癌和结肠癌的概率增加。研究人员对 9 万多名绝经期前女性进行了 12 年的跟踪研究，在将其他风险因素，诸如体重、饮酒以及摄入水果和奶制品的数量排除在外之后，研究人员发现，那些自称每天至少要吃 1 份半红肉的女性患乳腺癌的概率是每周最多吃 3 份红肉的女性的 2 倍。

在之前的一些研究中也显示，那些绝经期过后的女性如果经常进食汉堡、牛排以及熏肉，其患乳腺癌的概率将是其他较少吃此类食物的同年龄女性的 4 倍多。

这次的新研究还显示，杂环胺对某些人产生的危害可能要高于其他人，与很多致癌物一样，杂环胺必须被激活才能损害人体内的 DNA 并构成癌症威胁，那些体内基因会更快激活杂环胺的人较之体内基因激活杂环胺稍慢的人会更易患上乳腺癌。

尽管红肉和白肉都会在高温烹饪时产生杂环胺，但红肉里含有的易于人体吸收的亚铁血红素更多，研究显示亚铁血红素有可能通过损害结肠黏膜加快癌变细胞生长来增加结肠癌的概率。研究人员还称，亚铁血红素还有可能与雌激素发生反应，促成乳腺肿瘤的生成。

另外，多吃红肉与患乳腺癌之间的关系还取决于红肉的组成，一些研究显示，进食过多含有大量饱合脂肪的红肉会导致胰岛素水平上升，而无论女性对雌激素变化的敏感程度如何，胰岛素水平上升都有可能加快乳腺癌细胞的发育。

阴道里放冰片告别炎症

症状： 阴道炎

妙方： 取冰片 5 分，香油 1 钱，混匀调成糊状，先用一棉球蘸药糊塞入阴道内涂抹，再用另一棉球蘸药在阴道口涂抹。每晚 10 时后涂抹 1 次，连续 15 天。

药理： 阴道的弱酸性环境能保持阴道的自洁功能，正常人为 3.7–4.5，引起炎症的念珠菌等真菌生长最适宜的 pH 值为 5.5，而冰片含右旋龙脑、律草烯、β－榄香烯、石竹烯等倍丰萜，以及齐墩果酸、麦珠子酸、积雪草酸、龙脑香醇、古柯二醇等三萜化合物，正好可以帮助阴道形成弱酸性环境，进而杀死真菌。况且，冰片有个特性，它的各种化学成分通过黏膜吸收得最快，当置于阴道黏膜时，5 分钟便可被吸收。所以，用此方的最大特点就是见效快。

阴道炎是一种高发妇科疾病，尤其在白领人群中最为明显。习惯久坐阴部透气不良，血液循环受阻，因而比较容易发生感染；有些女性习惯长期使用护垫，这样同样容易使会阴部透气不良而感染。

正常的健康妇女，阴道由于解剖组织的特点对病原的侵入有天然的防御功能。如阴道口的闭合，阴道前后壁紧贴，阴道上皮细胞在雌激素的影响下增生，和表皮细胞角化，阴道酸碱度保持在 pH4～5，使适应碱性的病原如厌氧菌的繁殖受到抑制等。当阴道的自然防御功能受到破坏时，病原易于侵入，发生阴道炎症。幼女及绝经后妇女由于雌激素缺乏，阴道上皮菲薄，细胞内糖原含量减少，阴道 pH 高达 7 左右，故阴道抵抗力低下，比青春期及育龄妇女易受感染。阴道炎临床上以白带的性状发生改变以及外阴瘙痒灼痛为主要临床特点，性交痛也常见，感染累及尿道时，伴有尿痛、尿急等症状。常见的阴道炎有细菌性阴道病、滴虫性阴道炎、霉菌性阴道炎、老年性阴道炎。

引起女性生殖道炎症的病原体不外乎两大来源，即来自原本寄生于阴道内的菌群，或来自外界入侵的病原体。正常情况下，阴道内以阴道杆菌占优势，还有少量厌氧菌、支原体及念珠菌。这些菌群形成一种正常的生态平衡。但是，当人体免疫力低下、内分泌激素发生变化，或外来因素如组织损伤、性交，破坏了阴道的生态平衡时，这些常住的菌群会变成致病菌，冲破阴道屏障而引起感染。来自于外界的感染主要是接触被感染的公共场所的坐便器、浴盆、浴池坐椅、毛巾，使用不洁卫生纸，都可能造成感染。

有些女性长期使用各种洗液清洗下身，还有些女性甚至在沐浴时用自来水冲洗阴道，这些都是不可取的。女性阴道为酸性环境，有自洁作用。长期使用各种洗液冲洗阴道，会杀死对身体有益的阴道杆菌，降低局部抵抗力，增加感染机会。日常清洁可使用 pH4 的弱酸性女性护理液。还有的女性一听说自己患了阴道炎，马上服抗生素。其实，过多服用抗生素的直接后果是使病菌产生耐药性，破坏阴道菌群间的平衡制约关系，导致真菌生长旺盛，治疗周期不断延长，疾病得不到有效治疗。特别是在真菌感染时服用抗生素，更会加重感染症状。

既然阴道炎如此顽固，又令人头痛，我们就要想办法将其彻底治愈。这里有个妙方，是治疗阴道炎的首选。具体做法是：取冰片 5 分，香油 1 钱，混匀调成糊状，先用一棉球蘸药糊塞入阴道内涂抹，再用另一棉球蘸药在阴道口涂抹。每晚 10 时后涂抹 1 次，连续 15 天。

用冰片治疗阴道炎的药理在于，阴道的弱酸性环境能保持阴道的自洁功能，正常人为 3.7 ~ 4.5，引起炎症的念珠菌等真菌生长最适宜的 pH 值为 5.5，而冰片含右旋龙脑、律草烯、β－榄香烯、石竹烯等倍丰萜，以及齐墩果酸、麦珠子酸、积雪草酸、龙脑香醇、古柯二醇等三萜化合物，正好可以帮助阴道形成弱酸性环境，进而杀死真菌。况且，冰片有个特性，它的各种化学成分通过黏膜吸收得最快，当置于阴道黏膜时，5 分钟便可被吸收。所以，用此方的最大特点就是见效快。

此外，滴虫性阴道炎、真菌性阴道炎都可以在夫妻之间相互感染，因此，女方患病后，男方也要去医院接受检查和治疗。有的男性虽然未患病，但是健康带菌者，也应接受治疗。另外，急性感染期间要禁止性生活，症状好转后，性生活要戴避孕套，以防交叉感染。

第四章

皮肤疾病妙方

番茄的妙用

症状：老年斑

妙方：每周最少吃3顿用植物油炒的番茄。同时，在患斑部位贴上番茄片或是涂抹番茄汁。

药理：番茄含有番茄红素，它是最好、最快的抗氧化剂，对于人体的自由基有强力清除作用。当细胞的氧化行为停止或减缓时，老年斑也就随之减少或消失了。至于用植物油炒食是因为番茄红素是脂溶性的，这意味着它不溶于水，所以我们要用油炒。

老年斑就是老年人皮肤上出现的一种脂褐质色素斑块，属于一种良性表皮增生性肿瘤，一般多出现在面部、额头、背部、颈部、胸前等，有时候也可能出现在上肢等部位。大部分是在50岁以后开始长，多见于高龄老人，人们又称其为“寿斑”。现代医学研究结果表明，这个雅号名实不符，它并非长寿的标志。专家们发现，随着人口平均年龄的增长，老年斑在老年人中并不普遍，仅占27%。

以往认为老年斑不足为虑，顶多就是影响容颜，加重一点心理负担而已。然而，随着医学研究的深化，隐藏在老年斑后面的许多健康问题逐渐被揭示，人们这才发现老人斑并非只是“小菜一碟”。

就说老年斑的势力范围吧，以往认为只长在人体表面，如颜面、颈部、胸部及手足背等处，并随着年龄的增长而增多扩大，充其量是个皮肤问题。现在发现，老年斑不只损害皮肤，还可沉积于心、肝、肾、脑等生命器官与组织中，成为看不见的老年斑，干扰细胞的正常代谢，加速衰老，制造多种顽症痼疾。因此老年斑是人体内脏衰老的象征，表示细胞进入了衰老阶段。在人们看不到的脏器上留下痕迹并造成危害。出现在脑细胞上便会引起智力和记忆力减退；聚集在血管壁上，会发生血管纤维性病变，引起高血压、动脉硬化、心脏病等。因为这种脂褐质色素是细胞氧化后的产物，一旦聚集过多便影响脏器功能，使人渐渐衰老。因此，老年斑是传递内脏老化的信息，当然，也是人体衰老的形态学标志。老年斑的出现不是孤立的，常伴随着其他可见的形态学老化指标，呈现一个“老态龙钟”的形象。

进入 60 ~ 70 岁以后，随着年龄的增长，老年斑的数目可逐渐增多，面积也逐步扩大。那么，老年斑是怎么产生的呢？

其一，进入老年以后，细胞代谢机能减退，体内脂肪容易发生氧化，产生老年色素。这种色素不能排出体外，于是沉积在细胞体上，从而形成老年斑。

其二，人到老年后，体内新陈代谢开始走下坡路，细胞功能的衰退在逐年加速，血液循环也趋向缓慢，加上老年人在饮食结构上的变化和动、植物脂肪摄入量的比例失调等原因，促使了一种叫做脂褐质的极微小的棕色颗粒堆积在皮肤的基底层细胞中。这种棕色颗粒是脂质过氧化反应过程中的产物。衰老的组织细胞失去应有的分解和排异功能，导致超量的棕色颗粒堆积在局部细胞基底层内，从而在人体表面形成老年斑。

其三，老年体内具有抗过氧化作用的过氧化物歧化酶的活力降低了，自由基也就相对增加了，自由基及其诱导的过氧化反应长期毒害生物体的结果。

人体在代谢过程中，会产生一种叫做“游离基”的物质，即脂褐质色素，这种色素在人体表面聚集，形成老年斑。

人在青壮年时期，体内有天然的抗氧化剂和抗氧化酶，这些抗氧化物质会使游离基变为惰性化合物，不能生成过氧化脂质，故不能对细胞有所破坏。然而，随着年龄的增长，体内的抗氧化功能逐步减退，到了老年时体内游离基便会起破坏作用了。一般认为，老年斑是组织衰老的一种先兆斑，表示细胞进入了衰老阶段。脂褐质色素不仅聚集于皮肤上，而且还侵扰机体内部，如果沉积在血管壁上，会使血管发生纤维性病变，导致动脉硬化、高血压、心肌梗死；积存于脑细胞时，影响脑功能，从而加速了脑衰老过程，还会引起老年人记忆、智力障碍、抑郁症，甚至老年痴呆等。这种物质在细胞内积蓄，便会妨碍细胞的正常代谢，引起整个机体衰老，最后导致死亡。

除了用植物油炒食番茄外，烹饪番茄的方法有很多，可与多种蔬菜搭配。

桃花助女性补血养颜

症状：容颜憔悴衰老

妙方：饮桃花茶、桃花酒。

药理：药理研究表明，桃花富含山萘酚、香豆精、维生素、蛋白质、脂肪等成分，其中的山萘酚有较好的美容护肤作用。桃花能疏通经络，扩张末梢毛细血管，改善血液循环，促进皮肤营养和氧的供给，滋润皮肤;桃花还能防治黑色素在皮肤内慢性沉积，有效清除体表中有碍于美容的黄褐斑、雀斑、黑斑等;桃花中还富含植物蛋白质和呈游离状态的氨基酸，容易被皮肤吸收，对防治皮肤干燥、粗糙及皱纹等有益。

“去年今日此门中，人面桃花相映红。人面不知何处去，桃花依旧笑春风”。这是唐代的一首抒情诗，几百年来一直为后世人传诵，经久不衰。

桃花，为蔷薇科植物桃的花卉。中医认为，桃花性味苦、平，入脾、肺经，有泻下通便、利湿消肿、解毒止痛之功，适用于水肿、腹水、便秘、痰饮、妇女经闭等。《千金方》言“桃花三株，空腹饮用，细腰身”。《本草纲目》言其“利宿水痰饮，积滞，治风狂”。

现介绍几则桃花妙方，供选用。

桃花蟹黄烩芙蓉。鲜桃花（白色）20 克，蟹黄（也可用咸蛋黄代替）25 克，鸡脯肉 100 克，猪肥膘 15 克，菜心 150 克，调味品适量。将鸡脯肉和猪膘分别剁成细茸，加蛋清和冷鲜汤调和成稀糊；将白桃花洗净拆散；将蟹黄（熟）或咸蛋黄（蒸熟）剁成细粒。将锅洗净，放入鲜汤，加入酒、盐、鸡精烧开，再放入白桃花，然后先用水淀粉勾芡，再把鸡茸蛋清糊徐徐淋入锅中搅匀，使成厚糊，再淋入油，撒入白胡椒粉略微搅匀即可。另用油、水炒菜心围边，再把蟹黄粒放在烩芙蓉中间。桃花蟹黄烩芙蓉可养心益脾，适用于心脾两虚、食欲缺乏、心悸失眠等。

桃花煮鲜鱼。鲜桃花 10 克（约 15 朵），活鲈鱼 1 条（约 500 克），土豆 100 克，熟笋 75 克，胡萝卜、潮州酸菜各 25 克，调味品适量。将鲜桃花拆散，洗净、沥干；将活鱼宰杀，去鳞鳃及内脏等杂物，洗净；笋、土豆、胡萝卜均切滚刀块，酸菜切片。将鲈鱼放入沸水锅中速烫焯水，并捞在冷水中激凉。将奶油放入净锅中烧热溶化，放入姜片煸香，加入鲜汤，再放入主副料和酒、香叶烧开，改用中火煮至鱼将熟、汤汁浓白时，加入所有的调料，再烧开，撒入桃花，即可盛入碗中或锅中，放在酒精炉上上桌。桃花煮鲜鱼可益气养血，适用于各种贫血。

桃花酒。春天桃花开放时，采摘新开的花朵浸入白醋中或低度纯粮酒中，等液体颜色微红时即可使用。桃花酒（或醋）既可以用来洗脸，也可内服。

桃花茶。桃花、绿茶各适量。将二者择净，放入茶杯中，冲入沸水适量，浸泡片刻饮用，每日 1 剂。桃花茶可美容养颜，常饮可有效地防治黄褐斑、雀斑、黑斑等。

桃花红花茶。桃花、红花各 5 克。将二者择净，放入茶杯中，冲入沸水适量，浸泡片刻饮用，每日 1 剂。桃花红花茶可活血化淤，适用于痛经、月经不调等。

湿毒一除，痘痘消失

症状： 成人痘

妙方： 食用黄豆、红豆、绿豆、黑豆、薏米熬成的五色粥；或者加小米、淮山药、茯苓熬煮。粥熬熟后加些冰糖，口感和效果更好。

药理： 五色粥和小米粥同样可以排除体内湿毒，扶植正气和元气。人体的正气充足了，自然能把邪气驱赶，身体的功能慢慢趋于正常，内分泌正常，痘痘自然就消失了。

青春痘很恼人，它是困扰很多女性的皮肤问题。有些姑娘岁数小，长青春痘是正常现象，但是有女性都快到“而立之年”了，还是满脸长痘痘，这就很让人烦恼了。

为什么长痘痘？一个很重要的原因是体内的寒湿热毒未能及时排出，肺、脾、胃、气血有问题，再加上有时皮肤不洁，总用手挤摸抠捏，细菌像蚂蚁一样在皮肤深层游走肆虐，导致痘痘此起彼伏，皮肤表面出现硬结、囊肿、红斑、疤痕等，既影响形象，也影响心情。

虽然长痘痘的原因比较多，但是只要我们坚持一点：人体的正气充足了，自然能把邪气驱赶，身体的功能慢慢趋于正常，内分泌正常，痘痘自然就消失了。

下面介绍几种调理方法。

艾灸疗法。穴位有神阙、子宫、中极、气海、关元、足三里、三阴交。熏灸这些穴位可以排除体内湿毒，扶植正气和元气。当你的元气和正气足了，湿热自然会消失，整个人的精神状态就会变好。不论你是处于青春期，还是年近三十几岁，都可以用这个方法来调理。

放血疗法。为了保险起见，建议大家找医生帮忙。放血的主要目的是排出体内的淤积，清热排毒、疏通气脉、活血化淤，达到清除病灶的目的，进而修复皮肤损伤，从内而上调理青春痘。

食疗法。食用黄豆、红豆、绿豆、黑豆、薏米熬成的五色粥；或者加小米、淮山药、茯苓熬煮。粥熬熟后加些冰糖，口感和效果更好。五色粥和小米粥同样可以排除体内湿毒，扶植正气和元气。

另外，生活中，要注意正常饮食，忌食辛辣之物。同时放松心态，保证充足睡眠，注意面部卫生。

葡萄养颜肤更细

症状：皮肤粗超

妙方：饮葡萄酒，吃葡萄，用葡萄敷脸。

药理：葡萄中的花青素是一种高效的抗氧化和清除自由基的物质，且易于被皮肤结缔组织吸收，它可协助保护皮肤免受紫外线损害。花青素清除自由基，阻断了硬弹性蛋白酶的产生，并抑制其活性，从而从内部改善皮肤的健康状况。

葡萄果肉鲜美，营养丰富，每 100 克葡萄含碳水化合物 8.2 克，粗纤维 2.6 克，脂肪 0.6 克，蛋白质 0.4 克，磷 7 毫克，钙 4 毫克，铁 0.8 毫克，此外，还含有少量的胡萝卜素、维生素 B_1、维生素 B_2、维生素 C、维生素 P、葡萄糖、果糖、多种氨基酸和果酸等成分。因此，常食葡萄，对神经衰弱和过度疲劳均有补益作用。

随着人体肌肤受大量自由基的侵害和抗自由基能力的下降，在外界紫外线的损害下，人体肌肤加速衰老和起皱。葡萄中的花青素是一种高效的抗氧化和清除自由基的物质，且易于被皮肤结缔组织吸收，它可协助保护皮肤免受紫外线损害。花青素清除自由基，阻断了硬弹性蛋白酶的产生，并抑制其活性，从而从内部改善皮肤的健康状况。

随着年龄的增长，人体内的自由基会大量出现，并且人体内清除自由基能力和抗氧化能力有所下降，自由基攻击细胞、摧毁细胞膜，导致细胞死亡和细胞膜发生变性，使得细胞不能从外部吸收营养，也排泄不出细胞内的代谢废物，长期积累形成黑色素，导致皮肤色斑、黄褐斑、蝴蝶斑、老年斑等各种斑的形成。而花青素是迄今为止所发现的最强效的自由基清除剂，其抗自由基氧化能力是维生素 C 的 20 倍，维生素 E 的 50 倍，尤其是其所具有的体内活性，更是其他抗氧化剂无法比拟的。

自由基攻击和破坏细胞过程中，导致细胞大量死亡和代谢紊乱，而死亡老化细胞加重了皮肤的颜色，使皮肤灰暗无光，并且死亡细胞使细胞组织分裂增殖速度减慢，新生细胞数量大减（新生细胞是肌肤美白的的重要因素）。花青素能高效清除人体内的大量自由基，促进新生细胞的迅速分裂、增殖，进而达到美白肌肤的作用。

另外，生活节奏的加快和工作压力的加大，使人体免疫能力下降，内分泌紊乱，导致谷胱甘酞过氧化酶的活力水平降低，引起脑神经的过敏反应或自动免疫反应，而花青素具有强力抗氧和抗过敏功能，具有穿越血脑屏障的能力，这样可保护脑神经不被氧化，稳定脑组织功能，保护大脑不受有害化学物质和毒素的伤害，这一作用就证明了为什么人们服用花青素后总说头脑大为清醒，睡眠彻底改善。

同时，中医理论认为，葡萄性味甘、酸、平，归脾、肺、肾经。《神农本草经》记载：葡萄“主筋骨湿痹，益气倍力强志，令人肥健，耐饥忍风寒，久食轻身不老延年。”现代医学研究表明，葡萄含有天然聚合苯，能与细菌及病毒中的蛋白质化合，使之失去传染疾病的能力，并能使人体产生抗体，经常食用能补诸虚不足，延长寿命。

生姜去屑，秀发亮丽

症状：头皮屑

妙方：先把生姜切片,入锅煮沸,待水不烫时适量加醋,再加水洗头。

药理：醋有杀菌消毒的作用，而姜对马拉色菌来说是最大的克星，此外，姜所特有的刺激性还能扩张头皮下的血管,增加发根毛囊的血流供应,使我们的头发更柔顺而富质感，可谓是一举两得。

提起头皮屑大家都不陌生，那些头皮屑多的朋友往往每天洗头也无济于事，既然如此，不如想办法将它彻底治愈。

一般情况下，我们都会用去屑洗发水来洗头，殊不知，凡是去屑洗发水，都含有多种化学成分，用久了头发就会干枯，头皮就会干燥，所以，要想从根本上解决头屑问题，还得天然的去屑法。

头屑是怎样产生的？原来，头皮上的细胞每日都要进行新陈代谢，期间，那些死亡的细胞就会变成白色的物质，而这正是我们肉眼所见到的头屑，这也就意味着，要想完全没有头皮屑是不可能的，因为我们的头皮细胞需要不断的新陈代谢，只要生命不息，它就不会停止。而头皮屑过多，主要是由一种叫做马拉色的真菌引起的。众所周知，真菌是细菌里比较顽强的一种，比如脚气病，也是真菌所致，所以我们要下大力气消灭它。马拉色菌以头皮上的油脂为食，在此过程中，它会刺激头皮，使成片的细胞像雪花般脱落。

生姜加醋能治头皮屑，主要是因为醋有杀菌消毒的作用，而姜对马拉色菌来说是最大的克星，此外，姜所特有的刺激性还能扩张头皮下的血管，增加发根毛囊的血流供应，使我们的头发更柔顺而富质感，可谓是一举两得。

另外，还有一个妙方推荐给大家，就是把上面妙方中的姜换成葱头，头屑多的朋友可以两个妙方轮流使用，这样效果会更好。

另外，有好多朋友苦于头发干枯，这里也给大家推荐一个相关的妙方，就是用淘米水洗发。淘米水之所以能解决发质干枯、毛糙、分叉、暗淡无光的问题，其药理就在于淘米水中含有多种水溶性维生素，而水溶性维生素又最容易被头发吸收。所以用淘米水洗头发，等于给头发补充维生素，长期使用，头发又黑又亮又干净。需要注意的一点是，最好用淘粗米的水洗头发。

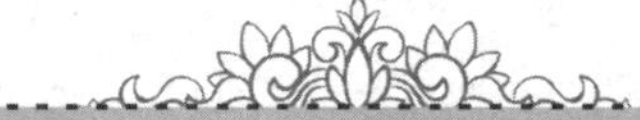

洗发水里加盐，防止掉发

症状：掉发

妙方：洗头时，在水中滴几滴醋或放少许盐，洗头的水不宜太热或太冷。洗头以 2 天一次为宜，洗发的同时还可以一边搓，一边用指腹按摩。

药理：盐内含有酸菌类，能够有效地促进头发毛囊的生长，比如以前一个毛囊只生一根毛发，或者一根不生，长期用盐清洗后一个毛囊就可能会长出两根至三根毛发。经常用盐洗头发亦可使头发牢固、健康和粗壮。

正常的头发会不断地进行新陈代谢，生长周期可分为生长期、过渡期及休止期三个阶段。正常情况下，约有 90%的毛囊处于生长期，10%处于休止期。

秃头原因很多，包括雄性秃、圆顶秃头、溢脂性秃头，因疾病造成秃头，用药所造成的秃头，或休止期秃头。其中休止期秃发大都是因为压力造成头发休止期延长及脱落，一旦压力解除，头发会重新长出。另外，因疾病导致或因使用抗癌药物所导致的秃发，若疾病得到治疗或停止用药后，头发大都可重新长出。

多数人掉头发是由于生长头发的毛囊暴露在过多的男性荷尔蒙“二氢睾酮”下所致。当血液中含大量的二氢睾酮时，毛囊就会收缩，寿命也会减短。这里为大家介绍一个管用的妙方。具体做法是：将浓盐汤轻轻涂敷头发根部，约 5 分钟后再用清水洗净，每日早晚各 1 次，连续 15 ~ 20 天为一疗程，可防治头发脱落。

需要提醒的是，脱发、掉发不是一天形成的，治疗脱发、掉发也不是一天可以见效的，无论采用哪种方法，都要坚持一段时间才能见到效果。另外，治疗脱发、掉发需要对症，用盐洗头发的方法也不例外，不是所有人都适合这种方法。

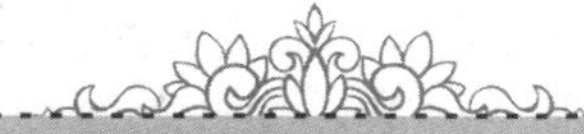

银杏果能根治痤疮

症状：痤疮红肿、发炎、脓疮

妙方：白果适量，每晚临睡前用温水将患部洗净；白果去壳，用刀切成平面，频搓患部；搓几次后用刀削去用过的部分再继续搓。每次 1～2 粒白果，一般用药 7～14 次粉刺即可消失。

药理：现代研究表明，白果对多种类型的病菌均有不同程度的抑制作用，果肉的抗菌力较果皮更强。果肉中含有的银杏酸对痤疮丙酸杆菌具有较强的抑制及杀灭作用；白果内酯是天然的血小板活化因子受体拮抗剂，对其诱导的皮肤炎症反应有明显的抑制作用，可促进受损肌肤的愈合。

痤疮是一种由多因素引起的疾病，在有遗传因素的条件下，雄性激素分泌增多（尤其是皮肤组织中的双氢睾酮增多）和毛囊口内的痤疮棒状杆菌等微生物的作用是痤疮发病的两个主要因素。人体皮脂腺的发育与皮脂分泌直接受雄性激素的支配，青春期由于雄性激素水平显著提高，刺激皮脂腺，使皮脂分泌功能异常活跃，皮脂大量分泌，使皮肤油光发亮，毛囊口亦随之扩大，由于毛囊皮脂腺导管或毛囊口的角化堵塞，过多的皮脂不能及时排出，淤积在毛囊内形成脂栓，即所谓的粉刺。痤疮棒状杆菌所产生的溶脂酶、蛋白分解酶及透明质酸酶可分解皮脂中的三酸甘油酯，成为游离脂肪酸，它能破坏毛囊壁，使毛囊内含物进入和刺激真皮及毛囊周围组织，引起毛囊皮脂腺周围炎症反应，导致一系列痤疮症状。

当人感到厌烦、紧张、心情不好时体内的荷尔蒙就会分泌，肌肤的循环机制也会被打乱，导致免疫力下降，从而肌肤对细菌的抵抗力也会降低。所以，适当的时候可以进行一些体育锻炼以及户外活动等，在一定程度上减轻一些生活压力。另外，肌肤的干燥化也是成人痘的形成原因。因为肌肤水分不足，过于干燥，为了润泽肌肤，反而会分泌过多的油脂，造成产生青春痘。

治疗痤疮最有效的妙方是银杏的果实，即白果。现代研究表明，白果对多种类型的病菌均有不同程度的抑制作用，果肉的抗菌力较果皮更强。果肉中含有的银杏酸对痤疮丙酸杆菌具有较强的抑制及杀灭作用；白果内酯是天然的血小板活化因子受体拮抗剂，对其诱导的皮肤炎症反应有明显的抑制作用，可促进受损肌肤的愈合。

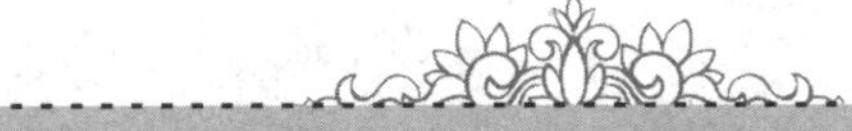

扁平疣遭人烦，蒲公英来相助

症状：扁平疣

妙方：鲜蒲公英适量，洗净后揉成团，反复涂擦患处，每次 10 分钟。14 日为一疗程。

药理：现代药理研究证实，蒲公英对多种致病菌和某些真菌有较强的抑制和杀灭作用。所以，用此法外擦，一般 1～2 个疗程即可见效。

扁平疣是由人类乳头瘤病毒所引起的表皮良性赘生物，好发于面部、手背及前臂等处，偶有微痒。该病毒主要由直接接触传染，也可通过污染器物感染损伤皮肤而间接传染，中医认为多由肌肤腠理不密，风热邪毒侵入体内或体内肝虚血燥、筋气不荣、热毒外发郁积皮肤而发病。这里介绍一个治疗扁平疣的妙方，即蒲公英。

蒲公英，性寒，味苦甘，含有蒲公英甾醇、胆碱、菊糖和果胶等成分，具有清热解毒功效。现代药理研究证实，蒲公英对多种致病菌和某些真菌有较强的抑制和杀灭作用。所以，用此法外擦，一般治疗 1～2 个疗程即可见效。

如果有的朋友不方便采集新鲜蒲公英，还可以使用我们下面介绍的第二个妙方，那就是大蒜。方法很简单，将个头大的蒜瓣切成薄片，敷在患处，再用创可贴将其牢固，每天早中晚换三次新蒜片，而创可贴可以重复使用。一般经过十天一个疗程后，扁平疣就可彻底褪去。

此妙方的药理很简单。我们经常食用的大蒜里含有大蒜油、大蒜素等成分，而这两种成分在医学上是专门用来杀死细菌和病毒的，同时，大蒜被称作土地里的青霉素，在杀菌的同时可以提高人体的免疫力，对我们抵抗疾病有很大的帮助，因此，可谓是一举两得。需要注意的是，大蒜有一定的刺激性，有些患者可能刚开始用不惯，但是，不要因此而放弃用药，皮肤对每一种刺激都有一个适应过程，用上一两回就不会再有排斥感了，当然，对于那些非常不喜欢大蒜的人，完全可以食用我们给出的第一个妙方，因为蒲公英是没有任何刺激性的。

总之，不管用哪种妙方，只要坚持按时用药，就会在有效的时间内药到病除。

蛋清治疮疖，一下就搞定

症状：疮疖

妙方：取一个新鲜鸡蛋，放在浓盐水里浸泡20分钟，然后打一个小孔，朝患处将蛋清倒上去，或者是用脱脂棉蘸上蛋清敷在患处，再以胶布固定。3天后，病状就会消失。

药理：新鲜蛋清中含有溶菌酶，它是一种专门破坏细菌细胞壁的物质，只要量足够大，细菌在它的包围下很快就会死去。同时，蛋清可拔脓排脓，拔毒外出清除异物，迅速改善创面周围组织的微循环，增快局部血流，同时能促进残存上皮细胞组织生长，促使阻滞的神经畅通，使气血流畅，修复疏通被破坏的毛细血管及微循环（痛则不通，通则不痛）而消肿止痛，达到消除炎症而痊愈的目的。

皮肤化脓性感染是由于细菌侵入人体皮肤而发生的炎症反应，局部可出现红、肿、热、痛和功能障碍，严重时细菌及毒素进入血液循环可引起毒血症或败血症，患者可出现全身反应，如体温增高、脉快、乏力、食欲缺乏等。其中，疖是皮脂腺化脓引起的感染，痈是多数毛囊、皮脂腺的急性化脓性感染。伤口感染是细菌在体内大量繁殖的结果，脓是机体组织炎症过程中形成的浓稠或稀薄的渗出物，其中包含变性、坏死的白细胞、细菌、坏死组织碎片和渗出的组织液。

按现代西医的研究来说，就是金黄色葡萄球菌感染引起的。西药莫匹罗星可治疗此病。如果不方便用西药或一时买不到莫匹罗星，可以使用我们提供的上面妙方。

治疗冻疮，要选对季节

症状：冻疮

妙方：选用成熟的紫皮独头蒜，剥去外皮，捣碎成泥，在阳光下曝晒至温热，将蒜泥薄薄地涂在冬天易冻伤的部位。每日涂 3～5 次，连续 5～7 天。

药理：大蒜可以刺激鼻子内的毛细血管的伸缩，从而保持毛细血管通透性。

冻疮是由于人体受冻后毛细血管被损坏，加上一些人血气不旺、贫血等原因，引致损坏的毛细血管不能及时修复，造成血管瘀血，因为瘀血，所以又肿又痒。根治冻疮的唯一办法是彻底修复毛细血管，打通淤血，其他办法都是如隔靴搔痒，只有毛细血管彻底修复了，淤血打通了，肿才能消，痒才能止，冻疮才能根治。冬令时节或寒冷潮湿环境，加之平素气血虚弱，或因饥饿，或因病后，或因静坐少动，寒邪侵袭过久，耗伤阳气，以致气血运行不畅，气血瘀滞，而成冻疮，重则肌肤腐烂。

冻疮经常发病者，可冬病夏治。在伏天进行几次外擦药物自疗，可有效预防冬天再次发病。这听来有点不可思议，但却是被千年中医验证过的。“冬病”就是在冬天易发的病，此种病的易发人群多为虚寒性体质，也就是俗话说的“没有火力”。通常的症状：手脚冰凉，畏寒喜暖，怕风怕冷，神倦易困等，中医叫阳气不足，也就是自身热量（能量）不够，产热不足，寒从内生。这样的人即使在盛夏，睡觉也要盖被子穿袜子。为什么冬病要夏治呢？因为冬病患者本身就偏于虚寒体质，再加上冬天气候寒冷，两寒夹击，便毫无解冻的可能。所以在冬天治寒症，就好像是雨天里晾衣服，是很困难的。然而在盛夏之际，外界是暑热骄阳，里面是心火正盛，这时积寒躲在后背的膀胱经和关节处，最易被赶出来。但若是阳气衰弱，里面没有推动之力，就会错过排寒的大好时机。此外，很多人体质本来就阳气不足，夏天再痛饮祛暑的饮料，如冰镇啤酒、凉茶、水果冰等，然后整日在空调房间里工作，则陈寒未去，又添新寒。要记住，寒气是会沉积的。身体被寒气侵袭的地方，必会气血淤阻，这叫做“寒凝血滞”。若寒气停留在关节，就会产生疼痛，停留在脏腑就易产生肿物，停留在经络就会使经络堵塞，造成气血流行不畅，不但四肢不温，也常有手脚发麻的症状出现。所以，倘若不在夏日去除积寒，等到秋风一起，外寒复来的时候，就会“内外交困”了。

如何在夏日去除积寒呢？方法很简单，就是“内用温热”“外散风寒”。内用温热就是服用偏温热的饮食。有人说，天气炎热，再吃热的东西，岂不心烦气躁。不错，关键是服温热也要讲究方法，我们可以热药凉服。比如红糖姜汤水，本来是温热暖胃的，但我们在暑天服用，可以倒在塑料瓶里，放到冷水里泡一下再喝，虽然是冷饮，但到胃里的却是热药。夏天毛孔大开，最易出汗，汗为心之液，可泻过旺之心火，也可将侵入皮肤的寒邪及时排出，所以发汗法是排除体内寒邪的最好方法。夏天一定要进冷饮食物，想办法多出汗。

冻疮发作的时候，令人痒不可耐，使用此妙方，会让您减轻痛苦。

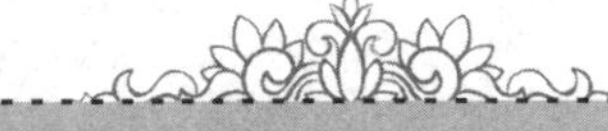

治神经性皮炎有妙方

症状：神经性皮炎

妙方：取3个鸡蛋置瓶内，加米醋浸没，浸7～10天后取出；去蛋壳，将鸡蛋与米醋搅匀，装入有盖容器中。每天用此液涂擦患处2～3次，坚持一段时间，有良效。

药理：鸡蛋性味甘、平，归脾、胃经，可补肺养血、滋阴润燥，用于气血不足、热病烦渴、胎动不安等，是扶助正气的常用食品。醋有散血淤的功能，同时又能杀死鸡蛋壳上的细菌。

神经性皮炎与中医的“牛皮癣”“摄领疮”等相类似。因风湿蕴肤，经气不畅所致。中医认为：此病主要以内因为主，由于心绪烦扰，七情内伤，内生心火而致。初起皮疹较红，瘙痒较剧，因心主血脉，心火亢盛，伏于营血，产生血热，血热生风，风盛则燥，属于血热风燥。病久，皮损肥厚，文理粗重，呈苔藓化者，此因久病伤血，风盛则燥，属于血虚风燥。治疗以疏风祛湿、清热解毒、养血润燥、活血化淤为原则，以达到驱邪扶正止痒之功效。

神经性皮炎，患者要放松心情，保持乐观，防止情绪过激，应注意避免情绪忧虑、紧张、焦虑、激动，生活力求有规律，注意劳逸结合。同时，神经性皮炎反复迁延不愈、皮肤局部增厚粗糙的重要原因是剧痒诱发的挠抓，所以患者要树立起此病可治好的信心，避免用力挠抓、摩擦及热水烫洗等方法来止痒。这是切断上述恶性循环的重要环节。如果有过敏史，要注意少吃海鲜、羊肉等食物，患者可多吃绿豆、冬瓜、莲子、苦瓜等蔬菜清热利湿食品。

黑眼圈频现，土豆来帮忙

症状：休息不好时出现的眼袋水肿，黑眼圈

妙方：① 将土豆洗净，切成薄片，贴于水肿的眼袋或黑眼圈处，外敷 30 分钟。② 先将毛巾浸冷水，冷敷眼周 10 分钟，之后再用热毛巾敷在眼部。持续热敷 20 分钟。

药理：① 土豆含有胆碱烷衍生物茄碱，这种物质能促进血液循环，从而活血化淤，同时土豆中所含的大量淀粉具有吸水作用，能吸收发炎、肿胀组织里的水分，这样就可起到良好的消肿作用。② 冷水敷眼是为了收缩局部的血管，避免眼袋继续增大，因为血管遇冷就会收缩;再用热水敷眼是为了加速眼下的血液循环，尽快带走局部的代谢废物以及组织里的水分。

黑眼圈的形成与以下因素有关：睡眠不足，疲劳过度，使眼睑得不到休息，处于紧张收缩状态，该部位的血流量长时间增加，引起眼圈皮下组织血管充盈，从而导致眼圈淤血，滞留下黯黑的阴影；肾气亏损，使两眼缺少精气的滋润，使黑色浮于上，因此眼圈发黑；久病体弱或大病初愈的人，由于眼周围皮下组织薄弱，皮肤易发生色素沉着，并极易显露在上、下眼睑上，出现一层黑圈；月经不调的女性，如功能性子宫出血、原发性痛经、月经提前、错后、经期过长、经量过大等，均会出现黑眼圈。

过敏性的黑眼圈常易出现在过敏性体质的人脸上。例如过敏性鼻炎和过敏性鼻窦炎的患者，鼻腔及鼻黏膜长期充胀水肿，压迫下眼皮内的静脉，导致血液回流受到阻碍，在下眼皮呈现蓝紫色的黑眼圈。

此外，在紫外线的能量分布中,UVA 是 UVB 的 15 倍，是令皮肤晒黑的主要原因。长期日晒造成色素沉淀在眼周，久而久之就会形成挥之不去的咖啡色黑眼圈。

还有，血管性的黑眼圈是由于静脉的循环不佳，产生血液滞留现象。静脉血液携带较多的二氧化碳呈现出较深暗的血色，眼睛周围的表皮较薄，所以暗色会泛现于眼睛周围的皮肤上。这种黑眼圈往往跟体质有关。

基于以上所述，黑眼圈形成后应对症下药，请教医生，找出病因，及时治疗；对于精神抑郁形成的黑眼圈要保持心情愉快，减少精神负担，生活有规律，节制烟酒，保障充足的睡眠，促使气血旺盛，容颜焕发；加强眼部的按摩，改善局部血液循环状态，减少淤血滞留；对于遗传性难治的黑眼圈应以保持眼部皮肤的营养供应为主，如涂含油分、水分充足的眼霜，使眼部皮肤及皮下组织充满活力，淡化黑眼圈。

下面就为大家介绍一个非常管用的妙方，即用土豆片或土豆泥外敷眼周皮肤。具体做法：将土豆洗净切片，贴在水肿的眼袋或黑眼圈周围，外敷 30 分钟即可。

看到这里，相信大家一定想知道为何选择用土豆来消眼圈？其实，土豆含有胆碱烷衍生物茄碱，这种物质能促进血液循环，从而活血化淤，同时土豆中所含的大量淀粉具有吸水作用，能吸收发炎、肿胀组织里的水分，这样就可起到良好的消肿作用。有些朋友可能在打针时也见过医生用土豆来消肿，其道理是一样的。

需要注意的是，切好的土豆片因为僵硬而不容易紧贴皮肤，这让“熊猫眼”严重的人不知所措。为此，我们还一个妙方，即“冷热毛巾敷脸法”：先将毛巾浸冷水，冷敷在眼周约 10 分钟，这样做是为了收缩局部的血管，避免眼袋继续增大，因为血管遇冷就会收缩；之后再用持续加热的毛巾敷在眼部 20 分钟，促使眼下的血液循环加快，尽快带走局部的代谢废物以及组织里的水分。几番下来，你会惊奇地发现，黑眼圈不见了。

第五章

日常小病妙方

长鸡眼，试试乌梅醋泥

症状： 鸡眼

妙方： 取乌梅10枚，研成细末，装入瓶内，加上香油浸泡7～10天，和匀成药膏；用温盐水浸泡鸡眼，待粗皮软化去除粗皮，取适量药膏敷在鸡眼上，再用纱布包扎。12小时换一次药，3天为一个疗程。

药理： 乌梅含有大量有机酸，可以在短时间内高效促进血液循环，从而软化骨刺，即我们平常所说的鸡眼。

鸡眼是由于局部皮肤长期抗体受到挤压摩擦而造成增生的角质层，形如圆锥体嵌入皮内，尖顶突入真皮中压迫神经末梢，局部一旦受压或受挤就会引起明显的疼痛。圆锥的底在皮肤表面为一圆形或椭圆形，淡黄色质硬的斑境界清楚，一般如黄豆大小。

现在有许多的高跟鞋为求突出美观，都大大降低了对舒适性的考虑，有很多女性穿着的高跟鞋内部与脚型并不符合，且穿着起来极度不适，这样就导致了足部的某些部位严重受压迫或者是导致脚趾的扭曲、外翻等畸形，这样长期的受压迫，就会导致局部皮肤形成厚厚的角质，抑制向内发展就会变成鸡眼。有时候当某个部位形成鸡眼以后，走路疼痛就会适当改变走路习惯而导致其他多出部位也跟着形成鸡眼，最终出现多处的鸡眼症状，严重影响人的行走。

治疗鸡眼最好是乌梅。因为乌梅当中含有大量有机酸，可以在短时间内高效促进血液循环而软化骨刺。具体做法是取乌梅一枚，水泡30分钟，取出，用潮布包8小时，打开用小刀削下一小片乌梅肉，覆盖于鸡眼之上，胶布固定，一次

/日，换药时用刀削去突出的死肉后再贴，一般一周左右即可连根拔除，根深的适当延长覆贴时间。治愈后同一位置一般不会再发作。

用乌梅治疗鸡眼，简单又实惠，大家不妨一试。其实，对于鸡眼，预防比治疗更重要。方法也很简单，平日穿鞋子注意松紧合宜，使脚趾有足够的活动空间，不滥用腐蚀性药物，忌用不干净的刀剪，以防感染，勿自行将鸡眼或厚茧去除，尤其是糖尿病患者。相信做到这些，一双美丽健康的脚一定会时刻伴随你，伴你走天涯。

紫癜常伴随，就用茄子消

症状：紫癜病症

妙方：多食用茄子，并用茄子水热敷患处。

药理：茄子紫皮中含有丰富的维生素E和维生素P，这是其他蔬菜所不能比的。而维生素P的作用在于可软化微细血管，防止小血管出血，对高血压、动脉硬化、咯血，尤其是紫癜（皮下出血、淤血）及坏血病患者十分有益。

紫癜就是以皮肤黏膜出现紫斑为主要表现的血证。开始为紫红色，压不褪色，症状轻者，以后逐渐变浅，至2周左右变黄而消退，重者则很难自愈。

紫癜出血的原因可归为两类。

一是血管系统病变。由于血管本身发生病变，如血管壁受损伤或血管壁的渗透性、脆性增高，引起血中红细胞外漏，形成紫癜。血管损伤可因细菌毒素、化学毒品、维生素缺乏等引起。如单纯性紫癜、过敏性紫癜、血管内压增高性紫癜等。

二是血液系统病变，由于血液系统凝血机能发生障碍引起的出血。如血小板减少性紫癜、血友病、纤维蛋白原减少性紫癜、肝脏疾病所致的凝血酶原减少性紫癜、应用过多抗凝药物引起的紫癜等。

患了紫癜，不能仅仅认为是出血，应认真进行各系统脏器检查，排除血液系统疾病。还有一些特殊类型的紫癜，如风湿性紫癜、血栓形成性紫癜等，均需经过系统的检查方能找出病因及病症所在。因此，对紫癜不应掉以轻心。

介绍一个根除紫癜的妙方，其实很简单，就是多食茄子，并且用茄子水热敷患处。茄子是为数不多的紫色蔬菜之一，也是餐桌上十分常见的家常蔬菜。在它的紫皮中含有丰富的维生素 E 和维生素 P，这是其他蔬菜所不能比的。而维生素 P 的作用在于可软化微细血管，防止小血管出血，对高血压、动脉硬化、咯血，尤其是紫癜（皮下出血、淤血）及坏血病患者十分有益。

从中医角度来看，《外科正宗·葡萄疫》说："感受四时不正之气，郁于皮肤不散，结成大小青紫斑点，色若葡萄……"历代医家治疗"血证"各有所长，而以明代《景岳全书》叙述得较完整，张景岳指出："血虚微热者，宜凉补之"；"血有因于气虚者，宜补其气"。而茄子性味苦寒，正好有散血淤、消肿止疼、治疗寒热、祛风通络和止血的功效。

此外，茄子纤维中所含的仰角苷，具有降低胆固醇的功效。巴西科学家用肥胖兔子做试验，结果食用茄子汁一组的兔子比对照组兔子体内胆固醇含量下降10%。美国一家杂志在介绍《降低胆固醇十二法》一文中，把食用茄子排在首位。

因此，高血压、动脉硬化、冠心病、咯血、紫癜和坏血病等患者，常食茄子大有裨益。另据科学家研究，茄子还是癌症的"克星"。印度药理学家已从茄科植物中成功地提取出了一种龙葵素，用来治疗胃癌、唇癌、子宫颈癌等症。一些接受化疗的消化道癌症患者，出现发热时，也可用茄子作辅助治疗食物。

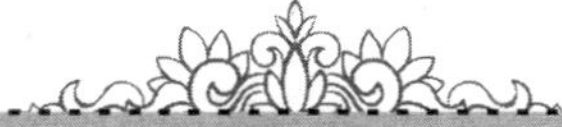

跌打扭伤巧处理

症状：跌打扭伤

妙方：先冷敷伤处，24 小时后，开始热敷，同时取适量新鲜仙人掌，刮去外皮捣成糊状，涂于患处，再用纱布缠裹。每日 2 次。

药理：血遇热而活，遇寒则凝，所以在受伤早期宜冷敷，以减少局部血肿；在出血停止以后再热敷，可加速消散伤处周围的瘀血。现代药理研究证明，仙人掌中的三萜皂苷有明显的镇痛抗炎作用，比罗通定的效果还要好。

扭伤，属于闭合性软组织损伤之一。多在外力作用下，使关节发生超常范围的活动，造成关节内外侧副韧带损伤。关节出现疼痛、肿胀、皮下瘀血、关节功能障碍等症状，其程度随损伤程度而加重。轻者发生韧带部分纤维断裂，重者则韧带纤维完全断裂，并引起关节脱位或半脱位，同时合并关节内滑膜和软骨损伤。跌打扭伤在运动中较为常见。

不少人认为伤湿止痛膏有活血化瘀、消肿止痛的作用。所以往往在跌打扭伤后立即贴上伤湿止痛膏，以为这样伤痛好得快。殊不知此举适得其反，局部反而会肿胀疼痛得更厉害。这是由于人体组织在受到外界损伤后即呈现炎症反应，液体大量自血管内渗出到扭伤处，局部慢慢出现肿胀，继而压迫神经引起疼痛，这种反应在 24 小时内可以达到高峰。如果 24 小时内贴上伤湿止痛膏，因伤湿止痛膏有活血作用，局部血循环量也会增多增快，这样反而加重了局部肿胀疼痛现象，所以在跌打扭伤 24 小时内贴伤湿止痛膏是不科学的。正确的方法是，跌打扭伤后立即冷敷或用冷水冲洗(指皮肤无破损现象)。热敷和冷敷都是物理疗法，作用却截然不同。血遇热而活，遇寒则凝，所以在受伤早期宜冷敷，以减少局部血肿；在出血停止以后再热敷，可加速消散伤处周围的瘀血。一般而言，受伤24到48小时后始用热敷。这一点，对于任何伤口的处理都是应该遵循的原则。同时取适量新鲜仙人掌，刮去外皮捣成糊状，涂于患处，再用纱布缠裹。每日2次。之后再贴上伤湿止痛膏。这样，跌打扭伤后出现的一系列症状便会减轻或很快消失，既缩短了病程，又减轻了痛苦。

另外，我国传统医学认为，仙人掌性味苦寒，入心、肺、胃三经，具有行气活血，清热解毒，散瘀消肿之功效。主治心胃气痛、痞块、痢疾、咳嗽、喉痛、肺痈、乳痈、疔疮、烫火伤及蛇伤等。这些在历代中医药文献和民间著作中都曾有记载。

现代药理研究证明，仙人掌含槲皮素–3–葡萄糖甙、异鼠李素、酒石酸、苹果酸、琥珀酸，多种氨基酸、维生素及微量元素等，对金黄色葡萄球菌、大肠杆菌、枯草芽胞杆菌、蜡状芽孢杆菌有抑制作用。仙人掌提取液能抑制DNA和RNA病毒的复制，并使细胞外病毒失活。此外，仙人掌还有激素样抗炎作用。有专利记载，从仙人掌中提取芳香族胺和糖类，可用于治疗炎症、疼痛、皮肤瘙痒和局部体温过高等症。民间常用仙人掌治疗乳腺炎、腮腺炎，均有较好的疗效。另外，仙人掌中的三萜皂苷有明显的镇痛作用。

生姜横扫寒凉全无敌

症状：体内有湿热

妙方：饮生姜茶。

药理：生姜辛温，具有促进血行、祛散寒邪的作用。内里富含挥发油，可加速血液循环。

生姜祛病保健的方法由来已久。早在春秋时代，孔子就有一年四季不离姜的习惯，在《论语·乡党》中有："不撤姜食，不多食"之说。南宋朱熹在《论语集注》中说："姜能通神明，去秽恶，帮不撤。"在现存最早的中药专著《神农本草经》里有姜记载："干姜，味辛温，主胸满，咳逆上气，温中止血、出汗、逐风；温脾，肠辟下痢。"李时珍在《本草纲目》中也推崇姜的妙用："姜，辛而不劳，可蔬，可和，可果，可药。"生姜熬的汤还有一个别名叫"还魂汤"。在苏东坡的《杂证》中也曾记载，钱塘净慈寺的和尚，八十多岁，颜色如童子，问其故，"自言服生姜四十年，故不老云"。民间也有"朝含三片姜，不用开药方"，"冬有生姜，不怕风霜"，"冬吃萝卜夏吃姜，不劳医生开药方"，"家备小姜，小病不慌"等说法。生姜性温，其特有的"姜辣素"能刺激胃肠黏膜，使胃、肠道充血，消化能力增强，能有效地治疗吃寒凉食物过多而引起的腹胀、腹痛、腹泻、呕吐等。

吃过生姜后，人会产生身体发热的感觉，这是因为它能使血管扩张，血液循环加快，促使身上的毛孔张开，这样不但能把多余的热量带走，同时还把体内的病菌、寒气一同带出。所以，当身体吃了寒凉之物，受了雨淋，或在空调房间里待久后，吃生姜就能及时排除寒气，消除因肌体寒重造成的各种不适。

中年男士易患高血压，是由于体内寒湿重，经络淤堵不畅造成的。可以在每晚泡脚的水中加入生姜，有助于去寒、降血压。同时生姜又是助阳之品，自古以来中医就有"男子不可百日无姜"之说，常用生姜水泡脚，既可以去寒又不上火，而且还降压、补肾，同时可以治疗男性前列腺炎等疾病。

生姜唯一的不足之处就是常吃会引起肝火旺，所以一般情况下，肝炎病人是忌吃的，口干、便秘、患痔疮的病人也要少吃。

克制吃姜引起的肝火旺，可以同时配一些舒肝、理气的食物，如山楂、菊花等，用它们泡茶喝，这样可以消除生姜引起的燥热而不伤身体。

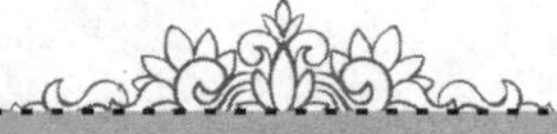

枸杞抗疲劳不一般

症状： 疲劳乏力

妙方： 银耳、大米、菊花、无核金丝枣、枸杞和蜂蜜。将银耳加清水泡发，摘去根部，撕成小朵；砂锅水开后放入大米、银耳大火煮开，小火继续煮半个小时；再放入菊花、无核金丝枣、枸杞，继续煮半个小时；最后将煮好的粥放凉至60℃以下，放入蜂蜜调匀即可。

药理： 枸杞当中含有丰富的枸杞多糖，该多糖系蛋白多糖，由阿拉伯糖、葡萄糖、半乳糖、甘露糖、木糖、鼠李糖6种单糖成分组成，经研究表明，这些是枸杞子调节免疫、延缓衰老的主要活性成分，可改善易疲劳、食欲缺乏和视力模糊等症状，并具有降血脂、抗脂肪肝、抗衰老等作用。此外，枸杞子能显著增加肝糖原的贮备量。

疲劳的产生过程是机体内许多生理变化的综合反应，是全身性的反应。可以简单地概括为如下四步曲。

其一，肌体储存的能量被长期大量的消耗，快速的新陈代谢过程同时产生大量的代谢废物乳酸和二氧化碳，代谢废物不能通过正常渠道排泄，在体内积聚。

其二，随着肌体整体能量的耗竭，肌体自身细胞活力下降，调节系统瘫痪罢工，细胞内的钾离子大量流失，体内电解质就会失去平衡，导致人体各系统的功能减退或处于瘫痪状态，引起肌无力、胃肠活动低下、心律不齐等。

其三，代谢废物积聚到一定程度使身体内微循环环境恶化，细胞发生酸中毒，细胞兴奋性衰减。

其四，高度紧张，大脑和其他器官的脂质过氧化酶含量增加，产生大量的自由基。太多的自由基和代谢废物刺激中枢神经系统，产生全身性疲劳反应。

长时间疲劳是人体处于亚健康状态时最先表露出的现象，是最典型的症状，也是最危险的信号。由于工作时间过长、劳动强度加大以致筋疲力尽，引发身体潜藏的疾病突然恶化并因救治不及时而丧命。

要消除这种疲劳，饮食枸杞是最好的选择。

枸杞子能显著增加肝糖原的贮备量。肝糖原是贮存在肝脏中的糖原，当血液中的糖分不够高（如不及时吃饭，或者消耗过大），难以满足身体能量需要时，肝糖原被动员分解，这个信息由胰高血糖素（激素）来传递，并动员其他相关的酶促反应，将大分子糖原降解成单糖——葡糖唐，从而使血糖升高，增强机体活力。

既然枸杞在抗疲劳中起到如此巨大的作用，那么，我们在采购枸杞时要慎重。除产地不同外，枸杞的质量还取决于加工方法的不同。目前枸杞的加工方法主要有两种：一种是烘干，一种是晒干。烘干的加工量大，成本相对高，但时间短，可较好地保持枸杞的营养成分。这种方法主要适合一些大企业采用。晒干就是利用太阳光，把大多经过处理的枸杞晒干，这种方法多适合体种植户采用。有的个体户为了缩短晾晒时间，往往用超饱和的浓碱水浸泡枸杞，然后再加晾晒。这样处理过的枸杞虽然表面看来色泽鲜红，十分诱人，但其营养成分已大大降低。

在选购枸杞时，千万不要被其绚丽的颜色所蒙骗。有的商家为了卖个好价钱，往往在枸杞的颜色上大做文章，他们把枸杞的颜色染红，方法是用色素染红，或用硫黄熏蒸。用色素染过的枸杞怕水，用硫黄熏蒸过的枸杞有股刺鼻子的呛味。在选购枸杞时，最好把几粒枸杞放进水中，或用潮湿的手搓一搓，如掉色，就说明用过色素。抓一把枸杞，用双手捂一会儿，放到鼻子底下闻一闻，如有刺激的呛味，就可以肯定被硫黄熏过。另外，如果枸杞的颜色黄里透亮，那也是被硫黄熏过的。

总之，选购枸杞要一看、二闻、三尝。即一看色泽，要选略带紫色的。至于形状，一般不要太挑剔，那只是品种上的差异。二闻气味，没有异味和刺激的感觉就可以选择。三尝枸杞，如口感甜润，无苦味、涩味，则为正品。用碱水处理过的枸杞有苦涩感。

枸杞的食用方法多种多样，最常见的是泡水喝、煲汤。我们为大家推荐的枸杞粥，是防疲劳的上乘之作。

其中，菊花能帮人体很好地补气、补力、除燥、解毒；大枣性味甘平，入脾胃，有补气益血之功效，中医常用大枣治疗脾胃虚弱、气血不足、失眠等症。因此，希望职场上的朋友能多多食用枸杞粥。

治疗焦虑有妙方

症状：精神焦虑

妙方：龙眼10克，配冰糖适量，炖服；或将龙眼泡茶、煮粥、泡酒服用。

药理：龙眼含有腺苷酸，是抗焦虑的上等药物；龙眼还含有维生素A、维生素B_1和B_2、维生素C、维生素P、葡萄糖、蔗糖、腺嘌呤、胆碱、蛋白质及多种氨基酸等。因为人体在焦虑状态下免疫细胞处于非活性状态，易导致其他疾病的入侵。所以，龙眼在抵抗焦虑的同时还能提高抵抗力，可谓是一举两得。

焦虑是由紧张、焦急、忧虑、担心和恐惧等感受交织而成的一种复杂的情绪反应。它可以在人遭受挫折时出现,也可能没有明显的诱因而发生，即在缺乏充分客观根据的情况下出现某些情绪紊乱。焦虑总是与精神打击以及即将来临的、可能造成的威胁或危险相联系，主观上感到紧张、不愉快，甚至痛苦和难以自制，并伴有植物性神经系统功能的变化或失调。

病态的焦虑指缺乏相应的客观因素下，出现内心极度不安的期待状态，伴有大祸临头的恐惧感。表现惶惶不安、坐立不安、精神紧张。常常伴有心悸、气急、出汗、四肢发冷、震颤等自主神经功能失调的表现和运动性坐立不安。严重者可以表现为惊恐发作。常见于焦虑障碍。

防治焦虑有以下几点建议：

其一，要有一个良好的心态。首先要乐天知命，知足常乐。古人云：“事能知足心常惬。”老年对自己的一生所走过的道路要有满足感，对退休后的生活要有适应感。不要老是追悔过去，埋怨自己当初这也不该，那也不该。理智的老年人不注意过去留下的脚印，而注重开拓现实的道路。其次是要保持心理稳定，不可大喜大悲。“笑一笑十年少，愁一愁白了头”，“君子坦荡荡，小人长戚戚”，要心宽，凡事想得开，要使自己的主观思想不断适应客观发展的现实。不要企图让客观事物纳入自己的主观思维轨道，那不但是不可能的，而且极易诱发焦虑、抑郁、怨恨、悲伤、愤怒等消极情绪。

其二，要注意“制怒”，不要轻易发脾气。

其三，自我疏导。轻微焦虑的消除，主要是依靠个人，当出现焦虑时，首先要意识到自己这是焦虑心理，要正视它，不要用自认为合理的其他理由来掩饰它的存在。其次要树立起消除焦虑心理的信心，充分调动主观能动性，运用注意力转移的原理，及时消除焦虑。当你的注意力转移到新的事物上去时，心理上产生的新的体验有可能驱逐和取代焦虑心理，这是一种人们常用的方法。

此外，还可配合药物治疗。

其实，用龙眼治疗焦虑古已有之，因为在古代医书中早有提及。龙眼又名桂圆，为常用中药，始载于《神农本草经》，列为上品。李时珍曰：食品以荔枝为贵，而药品则龙眼为良。盖荔枝性热而龙眼性和平也。《本草纲目》记载其主治：“久服强魂聪明，轻身不老，通神明，开胃易脾，补虚长智。”《饮膳正要》谓龙眼：“主治五藏邪气，安志厌食，除虫去毒。”《本草汇言》中称其为“补血气，壮精神之药也。”龙眼的吃法很多，还可以与粥同煮或是制作龙眼汤，里边放点冰糖会更好。

心慌心悸，试试黄芪枸杞水

症状：心悸心慌

妙方：黄芪20克，加枸杞子15克，开水冲泡后每日代茶饮用。1个月为一疗程。

药理：中医认为，心脾同治。现在研究表明：脾胃功能失司，化浊生痰，痰热与痰湿互结，促成新陈代谢紊乱。血管失去营养，脆弱而失去了弹性，痰浊黏腻，阻遏气机，气滞则血流不畅，导致心脉不通。而黄芪含有黄芪甙类和多糖类等化学成分，能抑制血小板聚集，降低血黏稠度及凝固性，松弛平滑肌，扩张脑血管，降低血管阻力，改善血循环，尤其改善微循环，可以抑制动脉血栓的形成；能有效地降低脂质过氧化作用，有较强的清除自由基的作用，对减轻中风缺血引起的损伤有显著效果。

心悸是病人自己能感知到心跳的一种心前区不适或心慌的感觉。心率加快时感心脏跳动不适，心率缓慢时感搏动有力。心悸时，心率可快，可慢，也可有心率失常，心率和心律正常者也可以有心悸。

在日常诊治病人中，常遇到一些患者，主诉胸闷、心慌、胸痛，自认为患了“心脏病”，忧心忡忡地来院就诊。但大多数病人经检查：X摄片、心电图及超声心电图检查均正常。这并非器质性心脏病，而是一种以心血管症状为主的功能性失调的心脏神经症（即心脏自主神经功能紊乱症）。

这种症状是如何产生的呢？本症的发生常与平素体质虚弱、情志所伤、劳倦、汗出受邪等有关。平素体质不强，心气怯弱，或久病心血不足，或忧思过度，劳伤心脾，使心神不能自主，发为心悸；或肾阴亏虚，水火不济，虚火妄动，上扰心神而致病；或脾肾阳虚，不能蒸化水液，停聚为饮，上犯于心，心阳被遏，心脉痹阻，而发该病。由于焦虑、紧张、情绪激动、精神创伤等因素的作用，中枢的兴奋和抑制过程发生障碍，受自主神经调节的心血管系统也随发生紊乱，引起了一系列交感神经张力过高的症状。此外，过度劳累，体力活动过少，循环系统缺乏适当锻炼，以致稍有活动或少许劳累即不能适应，因而产生过度的心血管反应而致该病。

心脏神经官能症是全身神经官能症的一种（即自主神经功能紊乱在心血管系统的表现），其症状表现是多种多样的，最普通的自觉症状是心悸、呼吸不畅、心前区疼痛和全身乏力等，还有容易激动、失眠、多汗、发抖、眩晕、多梦等表现。

中医认为，心脾同治。脾胃为后天之本，气血生化之源，脾（胃）衰则诸病丛生，心悸、心血失养，心病乃生，故有“心胃同病”之说。对于心病，一定要病人注意调理脾胃，切忌膏粱厚味、勿令饱餐等，即使是心力衰竭的病人，也不忘健脾和胃导滞之法，确可在心病治疗上收功，远比心病只从心来治效果好得多。

现在研究表明，脾胃功能失司，化浊生痰，痰热与痰湿互结，促成新陈代谢紊乱。血管失去营养，脆弱而失去了弹性，痰浊黏腻，阻遏气机，气滞则血流不畅，导致心脉不通。这样不仅形成痰浊、气滞、血瘀，而且血瘀又可作为新的致病因素使脂质代谢更加紊乱、血脂升高、血黏度升高、血管壁硬化、冠状动脉粥样硬化性心脏病进一步加重，直接导致心律失常、心衰、房颤、心绞痛等。究其原因，脾（胃）运化失常导致新陈代谢紊乱为诸多原因之重。再者如心悸、胸闷、胸痛、健忘、失眠、神昏、澹语、心下痞、忧思、晕厥、浮肿等心系诸病症，无不涉到脾（胃）者，而且多为脾（胃）病因在先。在治法上先使脾胃健，再活血化淤法，实为“标本同治”，更有利于机体内有害物的清除（氧自由基），使血脂，血黏度降低，心肌供血状态改善，血栓形成的不利因素消除。

如何健脾胃？我们推荐的妙方非常珍贵。其药理在于，黄芪含有黄芪甙类和多糖类等化学成分，能抑制血小板聚集，降低血黏稠度及凝固性，松弛平滑肌，扩张脑血管，降低血管阻力，改善血循环，尤其改善微循环，可以抑制动脉血栓的形成；能有效地降低脂质过氧化作用，有较强的清除自由基的作用，对减轻中风缺血引起的损伤有显著效果。肿瘤患者使用黄芪主要是利用了它的补气脾生血、固表止汗与利水之功。放化疗期间的患者，通常都伴有脾胃虚弱、食欲缺乏、疲乏倦怠、血象下降，大量使用黄芪能有力扭转这类症状。对于癌性发热出汗或体虚自汗患者，药方中也多加入黄芪，能固表止汗。胸胸腔积液、腹水与心包各液病人，用黄芪能利尿退肿。

黄芪是中医补气要药，始载于《神农本草经》，其主要成分为黄芪总黄酮、黄芪总多糖、黄芪总皂苷和氨基酸等，据药理分析，对正常心脏有加强其收缩力的作用，对因中毒或疲劳而陷于衰竭的心脏其强心作用更加显著。还有扩张血管、降低血压的作用。还可消除肾炎的尿蛋白，有显著利尿作用。还能增强血浆蛋白、血红蛋白及红细胞。可保肝、防肝糖减少和抗菌作用。有抗病毒，防止感冒作用。能增强机体网状内皮系统的吞噬功能和提高机体非特异性免疫功能。其他还有降血糖作用、改变皮肤血液循环和营养状况，促进溃疡面早日愈合等。总之，中医认为黄芪有益气固表、防病治病的作用。具有利尿降压、消炎镇痛、强心、抗氧自由基生成及提高机体免疫功能等多种药理作用。大量的文献报道，黄芪可从多方面作用于机体，改善心血管、脑血管、糖尿病、肾病等相关血管性病变患者的血流动力学和血管内皮细胞等功能。

既然黄芪有如此大的功能，我们一定要常饮食。如果单饮黄芪水单调，可以煮粥喝。

人参泡水专治抑郁

症状：抑郁

妙方：将人参切片，取5克左右，用热水冲泡后饮用，每日3次，饭前较宜，尤其是早上，一定不能漏服。建议早起后饮用人参，晚上饮用会影响睡眠。

药理：人参能维调中枢神经系统兴奋过程和抑制过程的平衡。通过人参对动物脑电活动影响的研究，结果表明：其对兴奋和抑制两种神经过程均有影响，但主要加强大脑皮层的兴奋过程。所以，人参对抑郁、症抑制神经过度具有一定的维调作用。

抑郁症是一种常见的心境障碍，可由各种原因引起，以显著而持久的心境低落为主要临床特征，且心境低落与其处境不相称，严重者可出现自杀念头和行为。多数病例有反复发作的倾向，每次发作大多数可以得到缓解，部分可有残留症状或转为慢性。

迄今为止，抑郁症病因与发病机制还不明确，也无明显的体征和实验室指标异常，概括地说是生物、心理、社会（文化）因素相互作用的结果。也正因为抑郁症目前病因不明，有关假说很多，比较常见公认的病因假设如下：

（1）遗传因素。大样本人群遗传流行病学调查显示，与患病者血缘关系越近，患病概率越高。一级亲属患病的概率远高于其他亲属，这与遗传疾病的一般规律相符。

（2）生化因素。主要指抑郁症的发生可能与大脑突触间隙神经递质5-羟色胺和去甲肾上腺素的浓度下降有关；由于很多抗抑郁药，如选择性5-羟色胺再摄取抑制剂或者选择性5-羟色胺和去甲肾上腺素再摄取抑制剂等使用后，虽然大脑突触间隙这些神经递质的浓度很快升高，但抗抑郁的效果一般还需要 2 周左右才会起效，因此又有了 5- 羟色胺受体敏感性增高的假说。

(3) 心理 - 社会因素：各种重大生活事件突然发生，或长期持续存在会引起强烈或者持久的不愉快的情感体验，导致抑郁症的产生。

处于抑郁状态的患者本人承受着精神甚至躯体的极大痛苦，影响生活质量，影响患者的家庭或者职业功能。抑郁症患者自杀风险很高，一旦患者疑似有抑郁症，需引起患者及家人的重视，及时去精神卫生机构进行专业诊断和治疗。需要特别指出的是抑郁症一经识别最好接受及时、充分彻底的治疗（即急性期治疗获得临床痊愈，并有充分的巩固治疗和维持治疗），否则会导致疾病的慢性化、难治化。这时的治疗主要以心理治疗为主。

药物治疗的特点是起效相对较快，疗效比较确定，适合于中度、重度抑郁症患者。抗抑郁药是当前治疗各种抑郁障碍的主要药物，能有效解除抑郁心境及伴随的焦虑、紧张和躯体症状，有效率约 60% ~ 80%。但是副作用很大，对患者造成的心理承受力也很大，不如尝试饮用我们推荐的人参茶妙方。建议早起后饮用人参，晚上饮用会影响睡眠。

抑郁症患者尤其要保证睡眠质量，睡眠不好，就会使病情进一步恶化，除了人参外，干点体力活也可以提高睡眠质量。当然，进行体育运动也可以，不过要感兴趣，不然收效甚微，而体力活可以在耗费能量的同时调节心理机制。现代研究表明，非生存性的劳动行为能让人取得心理的安宁与平衡。

番茄与牛奶的妙用

症状： 晒伤

偏　方： ① 用冰过的牛奶敷脸，持续敷 30 分钟，每天 2~3 次。治晒伤。②

每天吃一个番茄，防晒。

药理：① 用冰牛奶治疗晒伤，首先是冷敷的效果，即收敛毛细血管的进一步扩张，以减少炎症的蔓延。其次是牛奶中的高蛋白营养类物质能够很好地滋养皮肤。② 科学研究表明，番茄红素可抵御紫外线辐射对皮肤的损害，从而减轻紫外线照射后出现的炎症反应。那些被晒伤的皮肤中番茄素含量低于正常皮肤番茄素含量 35%，而其他成分含量则几乎不变，因此，通过补充、增加皮肤内番茄红素的含量，正好可以防止或减轻阳光中紫外线对皮肤的损害。

烈日炎炎之下，我们都有过这样的经历，外出时提前抹了防晒油、防晒霜，但仍然把脸晒得通红，有的火辣，有的红肿，有的脱皮，的确，这已经是晒伤之后的事情了。那么，怎么办呢？这里告诉大家一个妙方，即把牛奶放到冰箱里冷冻二十分钟，然后取来用它敷脸，持续三天就会好。

看到这里，大家一定会问，这是为什么呢？为何有如此神奇的疗效？其实，用冰牛奶治疗晒伤，首先是冷敷的效果，即收敛毛细血管的进一步扩张，以减少炎症的蔓延。其次是牛奶中的高蛋白营养类物质能够很好地滋养皮肤。牛奶的营养供给能让晒伤的皮肤得以尽快修复。因此，皮肤晒伤就用冷牛奶敷脸，没有比这更妙的妙方了。

需要注意的是，在用冰牛奶敷脸期间，要停止使用一切化妆品，包括爽肤水一类的，都不应该使用。因为大多数化妆品当中都含有防腐剂和色素及香精，它们会让晒伤处的娇嫩皮肤雪上加霜，激发新的炎症。

如何预防晒伤呢？任何疾病，预防都大于治疗，能预防的我们要尽量预防。比如防晒，其实很简单。这里也有一个小妙方给大家，虽然小，但却起大用。只要每天坚持吃一个番茄就能起到提高皮肤防晒能力的效果。

番茄能起防晒作用得仰仗它所含的番茄红素。科学研究表明，番茄红素可抵御紫外线辐射对皮肤的损害，从而减轻紫外线照射后出现的炎症反应。

需要注意的是，番茄红素是脂溶性的，不溶于水，这也就意味着如果只是吃新鲜的番茄，或者把新鲜番茄榨成汁饮用的话，就无法让身体将番茄红素吸收。怎么做呢？就是烹饪，用植物油或动物油烹饪，如番茄炒鸡蛋，就是一道很好的防暑防晒菜。

周边尾气多，就吃猕猴桃

症状：尾气伤害

妙方：多食猕猴桃。

药理：维生素C能与铅结合形成溶解度很小的抗坏血酸铅，并随粪便排出体外。猕猴桃富含果胶，果胶可使肠道中的铅沉淀，减少铅的吸收。同时，猕猴桃富含有机硒，硒是人体必需的微量元素，与重金属有很强的亲和力，在体内能与金属毒物如铅、镉、汞、砷等结合成金属硒蛋白复合物并排出体外，保护肝胆、心脏和造血系统。

现在我们说的尾气多指汽车尾气，即汽车从排气管排出的废气。汽车尾气是空气污染的一重大因素。汽车尾气中含有一氧化碳、氧化氮以及对人体产生不良影响的其他一些固体颗粒，尤其是含铅汽油，对人体的危害更大。

铅在废气中呈微粒状态，随风扩散。农村居民，一般从空气中吸入体内的铅量每天约为一微克；城市居民，尤其是街道两旁的居民吸入量会大大超过农村居民。铅进入人体后，主要分布于肝、肾、脾、胆、脑中，以肝、肾中的浓度最高。铅吸入几周后，由以上组织转移到骨骼，以不溶性磷酸铅形式沉积下来。人体内90%~95%的铅积存于骨骼中，只有少量铅存在于肝、脾等脏器中。骨中的铅一般较稳定，当食物中缺钙或有感染、外伤、饮酒、服用酸碱类药物而破坏了酸碱平衡时，铅便由骨中转移到血液，引起铅中毒。铅中毒的症状表现很多，如头晕、头痛、失眠、多梦、记忆力减退、乏力、食欲缺乏、上腹胀满、暖气、恶心、腹泻、便秘、贫血、周围神经炎等；重症铅中毒者有明显的肝脏损害，会出现黄疸、肝脏肿大、肝功能异常等症状。

如何对抗尾气带给人们的伤害呢？妙招就在要多食猕猴桃。

随着汽车越来越多，铅污染对人体的危害越来越严重。为了健康，我们不妨多吃猕猴桃。

常咳嗽试试苦杏仁

症状：咳嗽

妙方：醋泡苦杏仁。

药理：苦杏仁乃肺经之药，味苦性降，能降泄肺气，又能疏利开通肺气，降肺之中兼有宣肺之功，从而达到止咳平喘之效，故为治疗咳喘之要药。

过敏性咳嗽和过敏性哮喘的发病原因是相似的，过敏的病因繁多且错综复杂，但主要包括两个方面，即过敏性咳嗽患者的体质和环境因素。患者的体质包括“遗传素质”、免疫状态、精神心理状态、内分泌和健康状况等主观条件。环境因素包括各种变应原、刺激性气体、病毒感染、居住的地区、居室的条件、职业因素、气候、药物、运动（过度通气）、食物以及食物添加剂、饮食习惯、社会因素甚至经济条件等。过敏性咳嗽发病率的增高趋势，也与患者的过敏性体质导致的易感性和环境因素有关。

在日常生活中某些诱发过敏性咳嗽的环境因素如尘螨、真菌、花粉等变应原、病毒和气候变化等，往往持续存在而较难避免，加上随着现代生活水平的提高，新的过敏源频频进入人们的生活领域，人们出差、旅行、度假等机会日益增多，活动地域也在不断扩大，所以过敏原的接触范围也增大，因此过敏性咳嗽的防治往往较为困难。

中医认为，感受风寒之邪，肺气不宣可发为风寒咳嗽，临床以恶寒发热，胸闷气逆，咳嗽痰白，舌苔薄白，脉浮为特点；感受风热之邪，肺失清肃，热灼津液而致风热咳嗽，临床以咯嗽痰黄，发热汗出，舌红苔薄白，脉浮数为特点；若肺气不足，寒痰伏肺，又可致咳痰清稀之寒痰咳嗽；如若邪热壅肺，肺气郁闭，肺失宣降，则导致肺热咳喘，临床以发热，咳嗽喘息，痰黄而稠难咯为特点；如若燥邪伤肺，灼伤肺阴，而致燥热咳嗽，临床则以干咳无痰，鼻燥咽干，舌红少津为辨证要点。

苦杏仁有小毒，用量不宜过大，婴儿慎用。因为苦杏仁含有苦杏仁甙，苦杏仁甙水解后形成氢氰酸，故会造成人体中毒。

口腔溃疡让蜂蜜来帮忙

症状：口腔溃疡

妙方：将口腔洗漱干净，再用消毒棉签将蜂蜜涂于溃疡面上，涂擦后暂不要饮食。15 分钟左右，可用蜂蜜连口水一起咽下。一天可重复涂擦数遍。

药理：现代研究发现，蜂蜜含有肾上腺皮质激素样物质和抑菌素，有较强的抗菌、消炎、收敛、止痛作用。含漱蜂蜜水有利于口腔黏膜上皮细胞的修复，促进溃疡面愈合。

口腔溃疡，民间一般称之为“口腔上火”或“口疮”，可发生在口腔黏膜的任何部位。以口腔的唇、颊、软腭或齿龈等处的黏膜多见。目前，口腔溃疡的病因及致病机制仍不明确。口腔溃疡的诱因可能是局部创伤、精神紧张、食物、药物、激素水平改变及维生素或微量元素缺乏等。系统性疾病、遗传、免疫及微生物在口腔溃疡的发生、发展中可能起到重要作用。由于病因不明，口腔溃疡的诊断完全是基于病史及临床表现，缺少可作为确诊依据的实验室指标。口腔溃疡预示着机体可能有潜在系统性疾病，如胃肠、血液和内分泌系统的疾病，但临床上大部分患者身体健康，无系统性疾病。

口腔溃疡可并发口臭、慢性咽炎、便秘、头痛、头晕、恶心、乏力、烦躁、发热、淋巴结肿大等全身症状。

中医认为该病是由于“脾不升清，胃不降浊”，虚火（浊气）上犯导致的，阴虚才是根本，溃疡只是虚火的一个外在表现。因此要想根治口腔溃疡，需要“三分治疗七分养”。口腔溃疡在很大程度上与个人身体素质有关，尽量避免诱发因素，可降低发生率。具体措施如下：

其一，注意口腔卫生，避免损伤口腔黏膜，避免吃辛辣性食物和局部刺激。

其二，保持心情舒畅，乐观开朗，避免着急。

其三，保证充足的睡眠，避免过度疲劳。

其四，注意生活规律性和营养均衡性，养成一定排便习惯，防止便秘。

其五，适当补充维生素 B_2、微量元素锌等。

介绍一个治疗口腔溃疡的妙方，具体做法是：用勺子舀一点纯净蜂蜜，直接涂抹在患处，在口中保留 15 分左右，然后用白开水漱口咽下，一天两三次。另外，蜂蜜与茶叶冲泡含漱治口腔溃疡效果也佳。一般 3 日内疼痛消失，溃疡面缩小，3~5 天愈合。治疗期间应戒烟、酒，少吃辛辣食物。

除了蜂蜜，还有西瓜。西瓜是天然的中药“白虎汤”，具有清热解暑的良效，西瓜霜就是由此而来。取半个西瓜，挖出西瓜瓤，挤取汁液，瓜汁含于口中，约

2～3分钟后咽下。再含新瓜汁，重复数次。西瓜中最具清热功效的是西瓜翠衣，就是红瓤和绿皮之间的部分，用此疗法时，要多吃一些翠衣。

以上均为口腔溃疡止痛、消炎的治标之法，并没有完全针对病因。实际上，出现溃疡提示我们胃肠功能紊乱，缺乏某些营养缺乏，机体免疫力降低，口腔卫生不良或当前压力大、紧张等。所以，日常要注意口腔卫生，保持心情愉快，避免过度劳累，多喝开水，多吃新鲜蔬菜、水果，饮食清淡、易消化食物，不要食用辛辣、刺激性食物，才是最有效的预防手段。

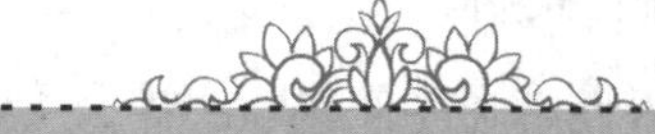

脑力下降，大蒜来相助

症状： 脑功能低下

妙方： 常食大蒜。

药理： 供应大脑的能量，若单纯只有葡萄糖而没有足够的维生素 B_1，葡萄糖就无法转变为脑的能量，会造成糖代谢产生的酸性物质在脑内堆积，从而影响了正常的大脑功能。要想使葡萄糖发挥应有的作用，就需要有足够量的维生素 B_1 的存在。大蒜本身并不含大量的维生素 B_1，但它能增强维生素 B_1 的作用，因为大蒜可以和维生素 B_1 产生一种“蒜胺”的物质，而蒜胺的作用远比维生素 B_1 强得多。因此，在有充分葡萄糖供应的前提下，平时适当地吃一些大蒜，就足以促进葡萄糖转变为大脑能量，促使大脑功能提高。

一谈到食用大蒜有益健康时，大多数人认为它有消炎、杀菌的作用，特别是对肠道传染病防治有效。现代科学研究还发现大蒜有降血脂、降血压、降血糖等作用，但是知晓大蒜能健脑者恐怕就为数不多了。学龄儿童及经常用脑之成年人，常食蒜十分必要。但是，大蒜有一股特殊的臭味，特别是食后气味令人难以接受，这只要在食大蒜后用浓茶漱口，或再嚼些口香糖或吃几粒花生米就可解决难题了。

除此之外，还有几种提高脑功能的做法，都属举手之劳，不妨借鉴。例如，有意识地打哈欠。打哈欠是一种因脑贫血或者脑供氧不足而引起的反射现象。通过打哈欠可以使人体自然而然地向血液输送氧气，同时也可以把二氧化碳从体内充分排出。或者可以坐在椅子边，让后背肩胛骨紧靠在椅子背上，用力向前伸腿，两手尽量向上举，使自己成一直线，并在此时张嘴巴，打一个大哈欠，清醒一下大脑，使精神为之一振。除了打哈欠，笑对大脑也很有好处，从生理上来说，它是横隔膜的间歇性痉挛运动，是一种快节奏的连续腹式呼吸，可以使脑兴奋。另外，还可以用漱口的方法来增强脑的活力。我们喝一口冷水，口腔内的血管就会暂时收缩，产生条件反射，从而使血液循环得到改善，也使脑的供血得到相应的改善。

体内有湿气，薏米红豆来根治

症状：体内有湿气

妙方：常吃薏米红豆粥。

药理：体内湿气是人生病的根源，祛除湿气非常简单，就是常吃薏米红豆粥。

湿邪是造成现代各种慢性、顽固性疾病的根本，而薏米红豆汤是治湿邪最好的药。做法是将薏米、红豆每次各抓一把，洗净后放在锅里加水熬煮，熬好后就是祛湿健脾的佳品了。

薏米红豆粥怎么熬都不会发黏发稠，底下总是熬烂了的红豆和薏米，上面是淡红色的汤，而薏米和红豆的有效成分大半在汤里。薏米，在中药里称“薏苡仁”，《神农本草经》将其列为上品，它可以治湿痹，利肠胃，消水肿，健脾益胃，久服轻身益气。红豆，在中药里称为“赤小豆”，也有明显的利水、消肿、健脾胃之功效，因为它是红色的，红色入心，因此它还能补心。现代人精神压力大，心气虚，饮食不节，运动量少，脾虚湿盛。既要祛湿，又要补心，还要健脾胃，非薏米和红豆莫属。将其熬成粥，意在使其有效成分充分被吸收，同时不给脾胃造成负担。

在中医看来，肥胖也好，水肿也好，都意味着体内有湿。水液不能随气血流动，滞留在人体细胞之间，使人体迅速膨胀起来。水肿如此，肥胖也是如此，只不过是程度有深有浅不同而已。祛湿性极强的药物或食物能祛除这些滞留在人体的水液，也就能消肿。所以，治疗水肿必用红豆。而实践证明，薏米红豆粥具有良好的减肥功效，既能减肥，又不伤身体，尤其是对于中老年肥胖者，效果尤其好。

大米长在水里，含有湿气，湿性黏稠，所以大米一熬就稠了。红豆和薏米都是祛湿的，本身不含湿，所以它们怎么熬都不稠，汤很清。中医恰恰利用了它这种清的性质，把人体的湿除掉，一旦加进大米，就等于加进了湿气，所以粥就稠了。虽然味道可能更好了，但对于养生来说并非好事，就因为那一把大米，所有的红豆、薏米都白费了，功效全无。

还有一点需要说明，孕妇要是感觉没有很重的湿邪最好慎用或忌用薏米，但可用红豆，我们可以给薏米红豆汤做一个减法，减去薏米，再根据上面的思路做加法，可以适量加些大枣、百合、枸杞等其他的品类，同样能做出既能去湿又有其他效果的汤来。

薏米因含有多种维生素和矿物质，有促进新陈代谢和减少胃肠负担的作用，可作为病中或病后体弱患者的补益食品。经常食用薏米食品对慢性肠炎、消化不良等症也有效果。薏米能增强肾功能，并有清热利尿的作用，因此对浮肿病人也有疗效。经现代药理研究证明，薏米还有防癌的作用。其抗癌的有效成分中包括硒元素，能有效抑制癌细胞的增殖，可用于胃癌、子宫颈癌的辅助治疗。健康人常吃薏米，能使身体轻捷，减少肿瘤发病机会。薏米中含有一定的维生素 E，是一种美容食品，常食可以使人体皮肤光泽细腻，消除粉刺、色斑，改善肤色。薏米它对于由病毒感染引起的赘疣等有一定的治疗作用。薏米中含有丰富的维生素 B_1，对防治脚气病也十分有益。

三个妙方，治疗眼干燥症

症状：眼睛干涩不适

妙方：① 取枸杞 8～10 粒，菊花 5～6 朵，加 300 毫升热水浸泡代茶饮。② 取纯净又新鲜的蜂蜜 80 毫升，加入 240 毫升的纯净水，配成 1∶3 的蜂蜜稀释液，再装入干净的瓶子里密封，然后用开水煮 30 分钟消毒，之后装进消过毒的滴眼瓶里，每日早中晚各滴 1 次。③ 按摩三阴交穴。三阴交位于小腿内侧，在内踝尖上三寸，胫骨后缘处。

药理：① 肝开窍于眼，枸杞正好能清肝明目，因为它含有丰富的胡萝卜素，维生素 A、维生素 B_1、维生素 B_2、维生素 C、钙、铁等，是眼睛所必需的营养成分。② 蜂蜜是一种胶质状高渗性溶液，滴在眼球上会形成一层保护膜，进而起到润滑眼球的作用，同时防止了眼睛里过多水分的蒸发。而且蜂蜜能为眼睛提供必要的营养成分，进一步缓解视疲劳。③ 三阴交是个穴名，本穴物质有脾经提供的湿热之气，有肝经提供的水湿风气，有肾经提供的寒冷之气，经常按压它，就能让三种气更加充分地运用到人体各器官，当眼球有了足够的气即阴液滋养时，眼干燥症也就治愈了。

每天盯着电脑看七八个小时，再好的眼睛也受不了。起初，眼睛还会抗议，用泪水提醒“主人”。时间久了，泪液分泌跟不上，眼睛干涩便成了“电脑族”的困惑。

眼干燥症是由于眼泪的数量不足或者质量差，导致的眼部干燥的综合征。正常人，每只眼分泌泪液的速度是：1μL/min。分泌不足或者蒸发量过大都会造成眼泪数量的不足。正常的泪液在眼表形成一层泪膜，泪膜从外到内分为三层：脂质层、水层、黏蛋白层，任何一层出现异常泪液的质量都会降低。常见之症状包括眼睛干干涩涩，容易疲倦，想睡，会痒，有异物感，痛灼热感，眼皮紧绷沉重，分泌物黏稠，怕风，畏光，对外界刺激很敏感，暂时性视力模糊等；有时眼睛太干，基本泪液不足反而刺激反射性泪液分泌而造成常常流眼泪之症状；较严重者眼睛会红肿，充血，角质化，角膜上皮破皮而有丝状物黏附，长期伤害则会造成角结膜病变，并影响视力。

肝开窍于眼，枸杞有清肝明目的疗效，因为它含有丰富的胡萝卜素，维生素A、维生素 B_1、维生素 B_2、维生素C、钙、铁等，是眼睛所必需的营养成分。这里就教您枸杞子的三种食疗配方：第一，枸杞子+米煮成粥后，能够治疗视力模糊及流泪的现象。第二，枸杞子+菊花用热水冲泡饮用，能使眼睛轻松、明亮。第三，枸杞子+猪肝煲汤具有清热、消除眼涩、消除因熬夜出现的黑眼圈。

枸杞子虽然具有很好的滋补和治疗作用，但并不是所有的人都适合服用。由于它温热身体的效果相当强，正在感冒发烧、身体有炎症、腹泻的人最好别吃。最适合吃枸杞子的是体质虚弱、抵抗力差的人。而且，一定要长期坚持，才能见效。

另一种治疗眼干燥症的方法就是用蜂蜜滴眼。药理在于，蜂蜜是一种胶质状高渗性溶液，滴在眼球上会形成一层保护膜，进而起到润滑眼球的作用，同时防止眼睛里过多水分的蒸发，从而达到预防电脑眼干燥症发生的作用。而且蜂蜜能为眼睛提供必要的营养成分，进一步缓解视疲劳。

还有一种对付眼睛干涩的方法就是按摩法，即经常按压三阴交穴。经常按压它，能让三种气更加充分地运用到人体各器官，当眼球有了足够的气即阴液滋养时，眼干燥症也就治愈了。

以上就是我们针对职场人士所患眼干燥症给出的有效妙方。要注意的是，在运用妙方的同时，记得把电脑屏幕的亮度调低，并且在办公桌上摆放一盆绿色植物，以缓解视觉疲劳。

辣椒的食疗作用

症状：胃溃疡

妙方：常食辣椒。

药理：辣椒对口腔及胃肠有刺激作用，能增强肠胃蠕动，促进消化液分泌，改善食欲，并能抑制肠内异常发酵。我国一些医学、营养专家对湘、川等省进行调查，发现这些普遍喜食辣椒的省区，胃溃疡的发病率远低于其他省区。这是由于辣椒能刺激人体前列腺素 E_2 的释放，有利于促进胃黏膜的再生，维持胃肠细胞功能，防治胃溃疡。

辛辣食物是很多人的最爱，也是癌细胞的“天敌”。英国诺丁汉大学的学者通过研究发现，辣椒素能攻击癌细胞的能量源——线粒体，令癌细胞凋零。

研究者在人类肺癌和胰腺癌细胞培养基上进行了实验，结果发现，墨西哥辣椒里面的辣椒素能够攻击癌细胞的线粒体（细胞的能量源），使癌细胞死亡，同时还不会伤害周围的健康细胞。当这些化合物对肿瘤细胞的核心发动攻击时，我们相信已经发现了所有癌症的致命弱点。癌细胞线粒体的生化结构不同于健康细胞，这是癌细胞与生俱来的弱点。许多食品中都包含辣椒素和其他芳香草醛，这就说明食用这些化合物是安全的。因此，可以建议那些癌症患者或有患癌风险的人多食用辛辣食物，这或许可以帮助治疗或预防疾病。

当辣椒的辣味刺激舌头、嘴的神经末梢时，大脑会立即命令全身“戒备”：心跳加速、唾液或汗液分泌增加、肠胃加倍“工作”，同时释放出内啡肽。若再吃一口，脑部又会以为有痛苦袭来，释放出更多的内啡肽。持续不断释放出的内啡呔，会使人感到轻松兴奋，产生吃辣后的“快感”。吃辣椒上瘾的另一个原因是辣椒素的作用。当味觉感觉细胞接触到辣椒素后会更敏感，从而感觉食物的美味。

在人们吃辣椒时，只要不将口腔辣伤，味觉反而敏感了。此外，在食用辣椒时，口腔内的唾液、胃液分泌增多，胃肠蠕动加速，人在吃饭不香、饭量减少时，就会产生吃辣椒的念头。事实上，不管吃辣成瘾与否，适量吃辣椒对人体有一定的食疗作用。这主要表现在健胃、助消化上。如前所述，辣椒对口腔及胃肠有刺激作用，能增强肠胃蠕动，促进消化液分泌，改善食欲，并能抑制肠内异常发酵。我国一些医学、营养专家对湘、川等省进行调查，发现这些普遍喜食辣椒的省区，胃溃疡的发病率远低于其他省区。这是由于辣椒能刺激人体前列腺素E2 的释放，有利于促进胃黏膜的再生，维持胃肠细胞功能，防治胃溃疡。

此外，常吃青椒能预防胆结石。青椒含有丰富的维生素，尤其是维生素 C，可使体内多余的胆固醇转变为胆汁酸，从而预防胆结石，已患胆结石者多吃富含维生素 C 的青椒，对缓解病情也有一定作用。

以辣椒为主要原料，配以大蒜、山楂的提取物及维生素 E，制成“保健品”，食用后能改善心脏功能，促进血液循环。此外，常食辣椒可降低血脂，减少血栓形成，对心血管系统疾病有一定预防作用。此外，辣椒素能显著降低血糖水平并缓解诸多疾病引起的皮肤疼痛。

对于女性来说，辣椒还有减肥的功效。辣椒含有一种成分，能有效地燃烧体内的脂肪，促进新陈代谢，从而达到减肥的效果。在日本市场上，已有多种适合女性食用的辣椒制品。

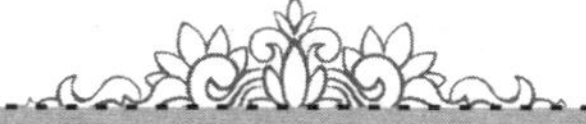

治疗头痛的芹菜食疗法

症状：头痛

妙方：多食芹菜。

药理：慢性头痛往往检查不出什么原因，患者非常痛苦，一般认为与血流缓慢和神经兴奋与抑制不平衡有关。通过芹菜特有的香味和爽口感觉，调节血压，促进血流，可使头痛缓解。

有一种简单方法可使慢性头痛得到缓解，即用清洗过的芹菜，切碎凉拌，或榨取菜汁饮用。

古往今来，人们都将常见的芹菜视为佳肴。相传唐代宰相魏征，就嗜芹菜如命，几乎每天都用糖醋拌之佐膳。

《吕氏春秋》中也有“菜之美者，有云梦之芹”的记载。人们在吃芹菜时，大都喜欢去掉根和叶片，留下顶端鲜嫩的部分，殊不知，这种吃法浪费了芹菜的营养和药用价值。

芹菜性凉，味甘，具有清热除烦、平肝、健胃、利水消肿的作用，对高血压、神经衰弱、水肿、妇女月经不调等病有辅助治疗的作用。相对其他部分来说，芹菜根的药用价值更高，根部本身就是一味中药材。芹菜叶和芹菜根的营养成分含量尤其高，不能轻易丢弃。

常见的芹菜有旱芹和水芹之分，旱芹主要产于北方，水芹主要产于南方。与水芹相比，旱芹香气更浓，营养比水芹好，入药较佳。不过，水芹中含多种氨基酸、挥发油、水芹素等，具有保护肝脏的作用，肝不好的人可以多吃。

芹菜可炒、可拌、可煲，做法很多，那么，芹菜根怎样吃食疗作用最好呢？用芹菜根90克，加酸枣9克熬汤，睡前饮服，可治失眠；芹菜根适量洗净切碎，炒鸡蛋吃，可治头痛；芹菜根切碎放入粳米中熬成芹菜粥，加一点冰糖，对中老年人高血压、血管硬化、神经衰弱等有辅助治疗作用。最后，专家提醒大家，芹菜适宜与西红柿、牛羊肉同食，但与鸡肉、黄瓜、南瓜等相克，食用时应尽量避开。

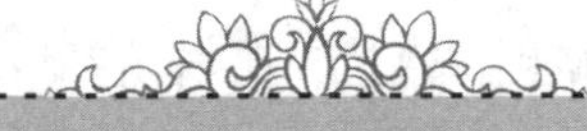

一个橘子五味药

症状： 脾弱气逆

妙方： 常食橘子。

药理： 橘子全身都是宝，它的果肉的药用价值较高，其皮、核、络、叶都是“地道药材”。

中医认为，橘子具有润肺、止咳、化痰、健脾、顺气、止渴的药效，是男女老幼（尤其是老年人、急慢性支气管炎以及心血管病患者）皆食的上乘果品。

橘络是橘皮内层的网状筋络。性味甘苦平，有行气通络、化痰止咳之功效，主治痰滞经络之胸胁胀痛、咳嗽咳痰或痰中带血等症。

橘肉味甘酸，性凉，具有开胃理气、止咳润肺、解酒醒神之功效，主治呕逆食少、口干舌燥、肺热咳嗽、饮酒过度等症。因其富含维生素 B_1、维生素 P，可辅治高脂血症、动脉硬化及多种心血管疾病。橘肉还有明显的抗癌作用，可预防胃癌。

橘皮入药称为“陈皮”，具有理气燥湿、化痰止咳、健脾和胃的功效，常用于防治胸胁胀痛、疝气、乳胀、乳房结块、胃痛、食积等症。果核叫“橘核”，有散结、止痛的功效，临床常用来治疗睾丸肿痛、乳腺炎性肿痛等症。橘络，即橘瓤上的网状经络，有通络化痰、顺气活血之功效，常用于治疗痰滞咳嗽等症。因为橘络含有丰富的维生素 P，所以能有效防治高血压，老年人多食，有益健康。橘叶具有疏肝理气、消肿散毒之功效，为治胁痛、乳痛的要药。橘皮刮掉白色的内层，单留表皮称为“橘红”，具有理肺气、祛痰等功效，临床多用于治疗咳嗽、呃逆等症。采收陈皮时，去其白色内皮后的红色外皮叫橘红，去红色外皮后的白色内皮叫橘白，临床也专用，二者功效同陈皮，但前者侧重燥湿化痰，后者则长于和胃化湿。

青皮是橘子未成熟果实之外皮或幼果，色青而名之。其性温味苦辛，具有疏肝破气、散结消痰之功效较陈皮强，常用于治疗肝郁气滞所致的胸胁胀满、胃脘胀闷、疝气、食积、乳房肿胀或结块等症。

食用橘子要讲究科学方法，否则也会危害人体健康。据测，每天吃 3 个橘子，就能满足每人一天对维生素 C 的需要量。若食用过多，过量摄入维生素 C 时，体内代谢的草酸会增多，易引起尿结石、肾结石。另外，忌橘子与萝卜同食。萝卜进入人体后，会迅速产生一种叫硫酸盐的物质，并很快代谢产生一种抗甲状腺的物质——硫氰酸。若这时进食橘子，橘子中的类黄酮物质会在肠道被分解，而转化成羟苯甲酸和阿魏酸，它们可以加强硫氰酸对甲状腺的抑制作用，从而诱发或导致甲状腺肿。同时，忌橘子与牛奶同食。牛奶中的蛋白质易与橘子中的果酸和维生素 C 发生反应，凝固成块，不仅影响消化吸收，还会引起腹胀、腹痛、腹泻等症状。

忌鲜橘皮泡茶饮。近年来，果农摘下橘子后大多用保鲜剂浸泡后再上市。保鲜剂为一种化学制剂，浸泡过的橘子对果肉没有影响，但橘子皮上残留的保鲜剂却难以用清水洗掉，若用这样的橘子皮泡水代茶饮，对身体健康的损害是显而易见的。

蘑菇骨头汤，增强免疫力

症状：免疫力低下

妙方：蘑菇骨头汤。

药理：中医认为，蘑菇益神开胃，化痰理气。主治精神不振，食欲大减，痰核凝聚。现代研究表明，蘑菇的有效成分可增强T淋巴细胞功能，从而提高机体抵御各种疾病的免疫功能。

国际健康组织建议的六种保健饮品，分别是绿茶、葡萄酒、豆浆、酸奶、骨头汤、蘑菇汤。因为骨头汤有驱风祛寒、补充钙质、养颜护肤、延缓衰老等功效，而蘑菇汤能提高人体免疫力。

将猪骨头与鲜猪肉的营养成分加以比较会发现，猪骨头的蛋白质、铁、钙和磷等含量，远远高于鲜猪肉。如蛋白质高于鸡蛋120%，高于猪肉100%，高于牛肉61%，高于奶粉23%。铁含量为奶粉的 9 倍多、牛肉的 8 倍半、猪肉的 2 倍半、鸡蛋的 1 倍多。而钙、磷的含量更是远远高于其他食物。特别可贵的是，骨头汤的营养成分比植物性食物更易为人体所消化吸收。

再来看蘑菇。中医认为，蘑菇益神开胃，化痰理气。主治精神不振，食欲大减，痰核凝聚，上呕下泻，尿浊不禁等症。其营养成分每100克含有水分93.3克，蛋白质2.8克，脂肪0.2克，碳水化合物2.4克，钙8毫克，磷66毫克，铁1.3毫克，维生素C4毫克，硫胺素0.11毫克，黄素0.16毫克，烟酸3.3毫克。食疗作用首先在于能提高机体免疫力。蘑菇的有效成分可增强T淋巴细胞功能，从而提高机体抵御各种疾病的免疫功能；其次是阵痛的作用，从蘑菇中提取到的物质 Act－2，具有镇痛、镇静功效，其镇痛效果可代替吗啡；还有就是抗癌，从蘑菇有效成分中提取出一种分子量为 288 的超强力抗癌物质，能抑制癌细胞的生长，其作用比绿茶中的抗癌物质强 1000 倍；蘑菇中还含有一种毒蛋白，能有效地阻止癌细胞的蛋白合成。

骨头蘑菇汤的具体做法是：取棒骨 2 根，干蘑菇 30 克，姜 2 片。新鲜的棒骨可以请店家帮忙剁开，用清水冲洗干净，放入冷水中加热，等水沸腾后把浮沫去除干净，放入砂锅里，用小火炖煮。接着把干蘑菇用水泡发，备用；最后在汤熬煮半个小时左右放入姜片和蘑菇，再炖 1～2 个小时即可。

健身益寿吃鲜桃

症状：亚健康

妙方：多食鲜桃。

药理：桃是一种营养价值很高的水果，据检测，其主要营养成分有：丰富的维生素 C 和大量人体所需要的纤维素、胡萝卜素、番茄黄素、红素及多种微量元素，其中硒、锌等含量均明显高于其他水果，还含有苹果酸、柠檬酸等成分。桃还含有大量果胶，每天吃 2 只可以起到通便、降血糖、降血脂、抗自由基、祛除黑斑、延缓衰老、提高免疫功能等作用；也能促进食欲，堪称保健水果、长寿之果。更值得一提的是，桃中含铁量较高，在水果中排前几位，因此非常适合女性食用，以防因生理期失血、饮食结构不均衡等原因引起的贫血。

桃原产于我国，已有三千多年的栽培历史。桃的品种很多，全世界约有三千种桃，比较著名的有水蜜桃、肥城桃、白桃、蟠桃和雪桃等，其中尤以肥城桃和深州蜜桃驰名天下，堪称群桃之冠。

桃的果实具有浓郁的芳香，味道甜美，有硬肉和软肉之分，其中又以软肉桃更受人们欢迎，特别是无锡的特产水蜜桃，果实色泽艳白，味甜香浓，柔软如水，熟透了的水蜜桃只需在果实内插入一根吸管，用嘴吮吸便能使蜜汁源源入口，如饮醇露。

中国神话传说中常将桃和长寿联系在一起，可见，桃具有益寿延年的功能。

中医认为，桃子性温和，能够活血、润肠、生津、养肝、通经络，所以常吃桃子可以强身健体，延年益寿。根据营养学家分析，桃含有烟碱酸，能有效促进血液循环，可以解酒并改善宿醉，缓解酒后不适，因此很适合作为酒后水果食用；桃富含纤维和果胶，有助于促进肠胃蠕动，清理肠道废物，并帮助胆汁分泌，有消积润肠、增进食欲的作用。

桃分硬肉桃和软肉桃两种，不管是硬肉桃还是软肉桃，含水量均很高，稍加碰撞挤压便容易受创。特别是水蜜桃，很不耐储藏，最好在 3 天之内吃完。如果放进冰箱冷藏，时间也不宜超过 2 周，而且应用纸张逐个包裹好，以便保存较长时间。

未成熟桃的果实干燥后称为碧桃干，性味苦、温，有敛汗、止血之功能。阴虚盗汗、咳血的患者，将碧桃干 10 ~ 15 克加水煎服，有治疗作用。跌打外伤淤肿患者，可用桃仁、生栀子、大黄、降南香各适量放在一起研成粉末，用米醋调服，可消淤去肿，治愈外伤。

桃花也可入药。将白桃花焙燥研成细末，每次 1 ~ 3 克蜜水调服，对浮肿腹水、脚气足肿、大便干结、小便不利疗效显著。而桃树皮中分泌的树脂，性黏稠，味甘苦，无毒，也具有药用价值，可治疗乳糜尿、糖尿病等症。

此外，桃不仅食疗效果好，还可以作为婴儿的辅助食品。婴儿经过一段时间的母乳喂养后，许多年轻母亲会为“给孩子吃些什么”而感到头疼。虽然现在市场上有卖各种婴儿食品，但品种繁多、无从选择。别急，这时你可以试试水蜜桃。

水蜜桃中含有丰富的果胶与适中的纤维，能够促进宝宝的肠胃蠕动，加速新陈代谢，帮助其健康成长。当婴幼儿开始吃副食品时，妈妈可以直接用汤匙挖取柔软多汁的水蜜桃果肉喂食，不仅有助于宝宝消化，还能提高宝宝食欲。需要注意的是，一次不可吃得过多，尽量不要超过半个，以免引起婴幼儿腹胀不适。

近年来市场上比较流行的油桃，是由桃改良栽培而成。油桃比桃的甜度要高，营养更丰富一些。一个新鲜油桃所含的维生素 C 几乎可以满足成年人一天的需求，因此十分适合当做日常水果。维生素 C 不仅有助于身体吸收铁和维护免疫系统，对合成皮肤的重要组成部分胶原也至关重要，能促进伤口愈合。

桃虽好吃，但不可一次吃得过多。李时珍曾说："生桃多食，令人膨胀及生痈疖，有损无益"，常言也道"桃养人"是指食桃适度、恰到好处。中医认为桃性温热，不论是硬肉桃还是软肉桃都不宜进食过量，否则会使人内热旺盛，俗称"上火"，从而引起疾病。

另外，由于硬肉桃的纤维比较粗，吃太多会导致消化不良，未成熟的桃子更应谨慎食用，不要由于其脆嫩好吃而过量进食。硬肉桃的含钾量比软肉桃高 3 倍，不适合肾病患者作为日常水果。

人们在食用桃子时一般喜欢鲜食，而食用果脯则没有"上火"顾虑。另外，桃仁虽然有破血行淤、滑肠通便的功效，但含有挥发油和大量的脂肪油，泻多补少，所以不要多吃，以免导致恶心、呕吐、头疼、心跳加速等中毒现象，孕妇更不要食用。

草莓排毒有一套

症状： 体内有毒，血液浑浊

妙方： 多食草莓及苹果绿豆动物血和蘑菇。

药理： 血毒在血管堆积，并逐渐堵塞血管。荐动脉血管堵塞 50%，则氧量减少7成，于是出现头痛、头晕、心慌、胸痛、胸闷、失眠、乏力、眼圈发黑、智力低下等症状。

血毒积淤血液，不能温养四肢，而至周身疾病。人人血里都有毒。从婴儿一出生，血液里就开始有毒。随年龄增长，血毒越积越多。四十多岁时，血毒已有1500克。血毒有10000多种，其中以饱和脂肪、坏胆固醇、自由基三种血毒对人体伤害最大。

当动脉血管堵塞70%时发作心脏病、心肌梗死、心绞痛、脑卒中、脑血栓等心脑血管疾病。现代医学研究证实，人的血液中含有大量自由基、化学残留物、重金属粒子、血锈等毒素和脂肪颗粒等废物，这些毒素、废物和杂质、内源性垃圾等总称为血毒。

据统计，血液中毒素种类达一千多种，它们是：过量的总胆固醇、甘油三酯、低密度脂蛋白、自由基、尿素、尿酸、血肌酐，大量产生的酸性物质（碳酸、硫酸、磷酸、乳酸、丙酮酸等）、胍类多胺，以及铅、砷、汞、硫、铝、亚硝酸盐等危险化学成分。

对付血毒有办法可食用很多人爱吃的草莓。草莓形如鸡心，红似玛瑙，果肉柔嫩多汁，酸甜爽口，芳香浓郁，风味独特，而且营养丰富，据测定，每百克草莓果肉含糖8–9克，蛋白质0.1～0.6克，维生素C50–100毫克，比苹果、葡萄高7～10倍。台湾省同胞称草莓为“活的维生素丸”。草莓还含有苹果酸、柠檬酸、维生素B_1、维生素B_2以及胡萝卜素，钙、磷、铁的含量比苹果、生梨、葡萄高3～4倍。祖国医学认为，草莓性味甘、酸、凉。功能润肺生津，健脾和胃，补血益气，凉血解毒。对于防治动脉硬化、高血压、冠心病、坏血病、结肠癌等有较好效果。

除了草莓还有几种食材能有效清血排毒。比如蘑菇，它含有丰富的硒，经常服用可降血压、降胆固醇、防止血管硬化、提高机体免疫功能，增加体内免疫球蛋白的含量，兴奋骨髓造血功能。又如海带，海带中的褐藻胶有治疗动脉硬化，阻止人体吸收铅、镉等重金属和排除人体内的放射性元素的作用。褐藻胶因含水率高，在肠内能形成凝胶状物质，故有助于排除毒素物质，并可防止便秘和肠癌的发生。再比如猪血，猪血的血浆蛋白经胃酸和消化液分解后，能产生一种有润肠作用和解毒作用的物质。这种物质可与黏附于胃肠壁的粉尘、有害金属微粒等发生化学反应，从而使这些有毒有害物排出体外。再比如绿豆，绿豆可解酒毒、野菌毒、砒霜毒、有机磷农药毒、铅毒、丹石毒、鼠药毒等。中医认为绿豆可解百毒，能帮助体内毒物的排泄，促进机体的正常代谢。还有樱桃，樱桃的果肉能去除毒素和不洁的体液，因而对肾脏排毒具有相当的辅助功效。最后是水果之王苹果，它所含的半乳糖醛酸对排毒很有帮助，而果胶则能避免食物在肠内腐化。食用苹果，常换不同颜色的苹果品种，效果更好。

用食物防治感冒

症状：感冒

妙方：饮用鸡汤。

药理：鸡肉、鸡汤中含有人体所需要的多种氨基酸，可以有效地增强人体对感冒病毒的抵抗能力。尤其是鸡汤所含有的某些特殊化学物质具有极好的增强鼻咽部血液循环和鼻腔黏液分泌的特殊作用。因此，感冒初起，喝些鸡汤可以有效地消除呼吸道中的病毒，使呼吸道恢复正常状态，从而促进痊愈。

一直以来，中医学赞成人们采用最简便、最节省和最无副作用的方法对付感冒：用食物防治感冒。

研究表明，大蒜、生姜、干辣椒、柠檬、柑橘以及可以食用的花卉对医治感冒都有很好的疗效。美国威斯康星大学的疾病预防专家认为，柠檬和柑橘具有清热解毒的作用；生姜、干辣椒既可做祛痰剂，又有助于人体驱逐感冒病毒；大蒜不仅可以杀死细菌，还能增强人体免疫系统。

还有蜂蜜，尤其是富含蜂王浆的蜂王浆蜜，含有生物活性物质，能整体或局部刺激免疫力，并能增强中性白细胞与巨噬细胞的吞噬作用和活性，提高机体对外界病原体的抵抗力。坚持每日食用2~3次蜂蜜（每次30克左右）的人，对病毒性感染的抵抗力能提高3~4倍，不易感冒。对于已感冒及其他病毒性疾病的患者，食用蜂蜜，也有利于康复。

国外有学者用维生素C片剂在感冒征兆期服用或以维生素C制剂滴鼻来预防感冒，也取得了较好效果。因此，富含维生素C的各种蔬菜水果是预防感冒的天然药物。同时，适当多吃些富含锌元素的海产品如牡蛎等，对调节机体的细胞免疫状态来防御感冒也有益处。

此外，长期多食富含饱和脂肪酸的食物如肉类、人造黄油，而少吃谷物、蔬菜、水果等，会降低机体免疫细胞的抗病毒能力，易染感冒。食菜太咸也是感冒的一个诱因，盐吃多了一会减少唾液分泌，使病毒在口腔里有落脚的机会；二是钠盐渗透性高，盐食多了，口腔和咽喉部上皮细胞的防御功能会被抑制，易使感冒病毒侵入人体，严重的还会引发上呼吸道和肺部感染。因此，平时吃清淡饮食，少食高脂肪食品，不失为一项防感冒的有效措施。

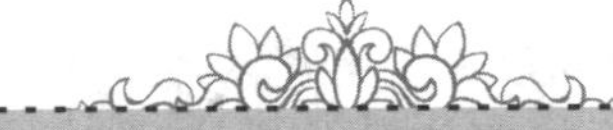

茶水煮饭，吃出健康

症状：消化不良，胆固醇高等疾病

妙方：茶水煮饭吃。

药理：茶叶中的多酚类进入人体之后能够促进人体消化液的分泌。茶多酚就是茶叶中酚类物质的总称，酚类物质的 pH 值呈酸性，进入人体以后能促进消化酶的生成，对于人体的肠胃消化功能是有好处的。同时，科学实验证明，茶多酚可以增强微血管的韧性，防止微血管壁破裂而出血。而且，茶多酚可以降低血胆固醇，抑制动脉粥样硬化。

米饭是中国家庭的餐桌主食，人们一般喜食新米，因为它散发着清醇的米香。其实，想吃到清香扑鼻的米饭，并不一定要用新米，用茶水烧饭就可以获得色、香、味俱佳的饭食。最令人称奇的是，茶水烧饭还有去腻、洁口、化食和防治疾病的好处。据营养学家研究，常吃茶水煮的米饭，可以防治四种疾病。科学实验证明，茶多酚可以增强微血管的韧性，防止微血管壁破裂而出血。而且，茶多酚可以降低血胆固醇，抑制动脉粥样硬化。中老年人常吃茶水米饭，可软化血管，降低血脂，防治心血管病。此外，茶水煮饭可以有效地防止亚硝胺的形成，从而达到防治消化道肿瘤的目的。而茶水中的单宁酸能有效地预防中风。

人体的血管好似一条奔流不息的河，若河床堵塞，水流不畅，就会到处泛滥淤积成灾。人体一旦大量脂质沉积于血管内壁，血液过于黏稠，流速减慢，就会造成全身组织器官供氧不足，因而出现站起时头晕、坐着困倦打瞌睡、记忆力衰退等症状。

一到医院看病，医生就在处方上写着：阿司匹林肠溶片。肠溶片就像城市里的环卫工人，天天打扫街道，疏通沟渠维护街道清洁。肠溶片的作用就是清除沉积于血管内壁的脂质与衰老脱落细胞碎屑聚集黏附。

高黏稠血症的危害性是很大的。它可变成血栓——这就是血管内埋下的定时炸弹，它增大到一定程度，突然进入小动脉，堵住血管栓塞，使该血管供血组织缺血或坏死，导致脑栓塞、心肌梗塞等危险。而茶水的功能就在于降低血黏度。

另外，茶水饭对消化不良有帮助。消化不良除去病理性因素外，主要有四大原因，其一是进餐时情绪不佳，其二是进食速度过快，其三是大鱼大肉吃得太多，其四是吃饭时烟酒不断。总之，一些坏习惯使胃肠缺乏蠕动力，无法尽快消化食物，给胃肠带来负担，自然不大舒服。而茶叶当中的多酚类进入人体之后能够促进 pH 人体消化液的分泌。茶多酚就是茶叶中酚类物质的总称，酚类物质的 pH 值呈酸性，进入人体以后能促进消化酶的生成，对于人体的肠胃消化功能是很有好处的。茶水烧饭的方法很简便：按茶叶 1～3 克，开水 500～1000 毫升的比例浸泡 4～10 分钟，去渣后倒入盛米饭的饭锅中，按常规方法煮饭即可。

多吃动物肝脏，治疗夜盲症

症状：夜盲症

妙方：多食动物肝脏。

药理：动物肝脏中富含维生素 A。维生素 A 是视紫红质的“原料”，当维生素 A 缺乏时，视紫红质得不到足够的补充，从而血中浓度下降，导致视杆状细胞功能不全，对弱光敏感度下降，暗适应时间延长等，出现夜盲症状。适量补充维生素 A，可以有效地治疗因维生素 A 缺乏引起的夜盲症。

维生素 A 是构成视觉细胞中感受弱光的视紫红质的组成成分。视紫红质是由视蛋白和视黄醛组成，与暗视觉有关。暗视觉即夜盲，是对弱光敏感度下降，暗适应时间延长的重症表现。暗视觉多因维生素 A 缺乏所致，也有先天夜盲者。主要症状为白天视觉几乎正常，黄昏时光线渐暗则视物不清。因麻雀等某些鸟类系先天夜盲，故又名“雀目”“雀盲”“雀目眼”。维生素 A 缺乏引起夜盲的主要机理如下：视网膜上有在强光下产生颜色感觉的视圆锥细胞和在弱光下产生暗视觉的视杆状细胞。而决定暗视觉好坏和暗适应快慢的主要因素之一，是视紫红质（视杆细胞色素）在血中的浓度。视紫红质的合成与分解受光调节；强光下分解多于合成，弱光下合成多于分解，使其浓度逐渐达到一定的光敏感度所需水平，达到这一水平所用的时间即是暗适应的时间。适量补充维生素 A 可以有效地治疗因维生素 A 缺乏引起的夜盲症。我国早在唐代便已应用猪肝等富含维生素 A 的食物治疗“雀目”。

维生素 A 只存在于动物性食物中，A_1 存在于哺乳动物及咸水鱼的肝脏中，A_2 存在于淡水鱼的肝脏中。植物组织中尚未发现维生素 A。人体缺乏维生素 A，影响暗适应能力，如儿童发育不良、皮肤干燥、眼干燥症、夜盲症等。

动物肝脏被誉为“维生素 A 之王”。不过食用有讲究。健康动物的肝脏为红褐色，光滑，有光泽，质软且嫩，手指稍用力可插入切开处，做熟后味道鲜嫩。在烹饪前需要彻底清洗肝脏，烹调时切忌“快炒急渗”，更不可为求鲜嫩而“下锅即起”。要做到煮熟炒透，使猪肝完全变成灰褐色，看不到血丝才好，以确保食用安全。另外，动物肝脏不可与维生素 C 片同食。动物肝脏内含有丰富的锌、锰、铜等微量元素，若与维生素 C 片同食，会发生化学反应，导致维生素 C 被氧化生成脱氢抗坏血酸而失去正常功效。吃动物肝脏特别是猪肝时，应少吃含饱和脂肪酸高的食物，如动物油、肥肉、奶油、黄油、全脂奶等，以免这些食物中的饱和脂肪酸促进人体对猪肝中胆固醇的吸收。可以在吃猪肝的同时，吃一些大豆及豆制品，因为其中含有的豆固醇结构与胆固醇类似，可以减少人体对胆固醇的吸收。不可贪吃，以猪肝为例，每周食用 2 次，每次 50 ~ 100 克，即可满足机体对铁、维生素 A 的需要。

要想健美，就吃胡萝卜

症状：脂肪新陈代谢缓慢

妙方： 多食胡萝卜。

药理： 胡萝卜含有芥子油和淀粉酶，能促进脂肪的新陈代谢，防止过多的脂肪在皮下堆积而发胖，保持体态健美。

研究发现，人的新陈代谢水平是天生的。吃同样的东西，摄入同等的热量，新陈代谢快的人能够更多、更快速地将热量消耗。他们不但不用节食，相反，他们还常常感到饥饿，谁让他们吃了也不胖呢？而“天生胖子”却因为新陈代谢水平较低，利用和消耗能量的速度较慢，剩余了较多的热量被身体贮存起来，转化成了脂肪。根据研究，你所拥有的无脂肪肌肉越多（包括肌肉、骨头、器官），你的基础新陈代谢率越快。这也就是为什么男性的新陈代谢平均值比女性要高20%～40%的缘故。遗传和荷尔蒙，比如甲状腺和胰岛素是控制新陈代谢的其他因素。如果你的新陈代谢可以在允许的范围内提高，那么你相对就消耗了更多的热量，当然就可以减肥了。想减肥一方面要增加运动来多消耗一些基础代谢余下的热量，另一面还得“吃少吃精”减少热量的摄入。这里推荐一个妙方，就是胡萝卜，对于促进脂肪的新陈代谢有特殊的疗效。

胡萝卜，又称黄萝卜，是一种营养丰富、老幼皆宜的好菜蔬，誉称“小人参”。胡萝卜中含有丰富的胡萝卜素（维生素A原）、叶酸、维生素B、维生素C、蛋白质及多种微量元素，其中最负盛名的成分就是胡萝卜素。每百克胡萝卜含1.35～17.25毫克的胡萝卜素，远比其他蔬菜多，是土豆的360倍，芹菜的36倍。胡萝卜素进入人体被吸收后，可转化成维生素A，所以胡萝卜素又叫维生素A原。经常食用胡萝卜，对身体有很多好处：一是增强免疫力，抗癌防病。如常吃胡萝卜，可满足人体对维生素A的需要，不仅养眼、养黏膜，不容易得夜盲症和感冒，还能增强人体的抗病能力，加上胡萝卜含有大量的木质素，也有提高肌体抗病能力的作用，可以减少和防止癌症的发生。二是美容、健身。维生素A的另一作用是维持人体上皮组织的正常机能，使其分泌出糖蛋白，用以保持肌肤湿润细嫩，所以经常食用胡萝卜，可保持光彩照人的年轻形象。另外，胡萝卜含有芥子油和淀粉酶，能促进脂肪的新陈代谢，防止过多的脂肪在皮下堆积而发胖，保持体态健美。科学合理的食用方法是，胡萝卜应烹煮后食用。

最后，要注意胡萝卜的挑选和保存方法：通体色泽均一、浓厚的胡萝卜，说明其胡萝卜素含量丰富。根茎部分的面积越小，说明胡萝卜芯处味道寡淡的部分越少，这样的胡萝卜味道也更好。保存时，由于胡萝卜皮会吸收结露的水分，请拿保鲜膜把胡萝卜包好，装入塑料袋，然后竖着放在冰箱里。

百合银耳莲子粥，秋季养气不用愁

症状：气虚

妙方：百合20克，银耳40克，莲子15克，粳米80克，冰糖适量。将银耳洗净，用清水泡发。先煮莲子，再放入百合、银耳、粳米，煮沸后加入冰糖即成。

药理：百合性味甘微苦平，可润肺止咳、清心安神；银耳性味甘淡平，具润肺生津、提神养胃等功效，可改善干咳或咳嗽痰中带血；莲子性味甘涩平，可养心安神、健脾止泻；粳米性味甘平，功能补中益气、健脾益胃、止烦止渴。

秋季养生要适应自然环境的变化，注意保养内守之阴气。立秋后，自然界阳气渐收，阴气渐长，气候也由热转凉，进入“阳消阴长”的过渡阶段。应特别注意“养护收藏”保养原则，调养秋燥症状，预防小感冒，也要注意放松情绪、小心忧郁。

虽然初秋湿热，但中秋后雨水渐少，天气干燥，通常是白天热，入夜凉，身体有不适症状，很容易伤风感冒，旧病也容易复发。

因此秋季养生要适应自然环境的变化，注意保养内守之阴气，以“养护收藏”为原则调养身心，“春夏养阳，秋冬养阴”，秋为转换时期，即将进入冬寒，应养精蓄锐，以应对来年春夏生长发育时期。

秋为“金”当令，而“金秋之时，燥气当令”，此时燥邪之气易侵犯人体，伤津耗液，而产生眼干、眼涩、口渴、口干、鼻燥、皮肤干燥等症状，也就是所谓的秋燥证，故秋季饮食应以润燥为原则。

许多食物具有滋阴润燥的功能，例如芝麻、莲藕、蜂蜜、梨、柑橘、柿子、枇杷、杏仁等，也可以适辛多酸，酸味能收能涩，有健脾生津、收敛固涩的作用，如山楂、乌梅等。辛味能散能行，具有宣开发散、行气活血的作用，如所谓的五辛——葱、姜、蒜、韭、辣椒，以及胡椒、酒类等。

秋天容易引起心中凄怆之感，特别是有忧郁倾向者，随着气候转凉而伤感、情绪不稳，可通过静坐、冥想、散步来放松心情、安神定志；秋高气爽时节，也非常适合运动、锻炼，随着天气渐凉，也可适当增加运动量，但全身出汗后，不要急于脱掉衣物，以免感冒。也可登山游览，既可锻炼心肺功能，也可登高远眺，忘却忧愁。

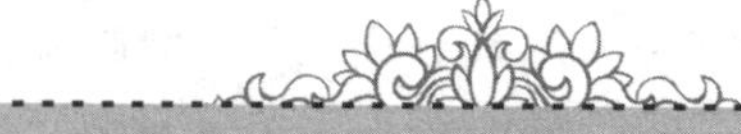

一日三苹果，疾病远离我

症状：食用苹果引起的氰氰酸中毒

妙方：不要吃苹果核及邻近果肉。

药理：苹果核含有少量有害物质——氢氰酸。氢氰酸大量沉积在身体，会导致头晕、头痛、呼吸速率加快等症状，严重时可能出现昏迷。

水果既有五颜六色的外表，也有不同的功效，中医有“五色入五脏”的理论。

青色养肝。春天最适合调整体质，多食用青色食物能够调养肝脏。如青苹果、猕猴桃等水果能够滋养肝脏。

红色养心。夏季暑热，人容易心烦、没有胃口，这时应多吃有补心功效的红色水果，如红苹果、草莓、樱桃等。

黄色养脾。夏末还有余暑，人体还有余闷，所以要调整脾胃，提高消化能力。在夏末、入秋前应该多吃芒果、橙子、菠萝等黄色水果。

白色养肺。秋季天气转凉，气候燥湿，皮肤容易干燥、喉咙不适。这时应该多吃白色水果，如梨子等。

黑色养肾。冬天人排汗较少，水分代谢要依赖肾脏，肾脏负担较重。这时，应补充一些黑莓、黑樱桃等水果。如果没有黑色水果，也可以吃些黑豆。

苹果富含维 C、维 E、多酚和黄酮类物质，它们都是天然抗氧化剂，对预防心脑血管疾病尤其有效。苹果的含钙量比一般水果丰富得多，可帮助代谢多余盐分，有助减肥。其实苹果颜色不一样，营养价值也有所差别，红、黄、青三色苹果各有其保健功效。

红苹果：降低血脂、软化血管的作用更强，有益心脑血管健康，提高记忆力，保持泌尿系统的健康，老年人可以多吃一些。

青苹果：可促进牙齿和骨骼生长，防止牙床出血；具有养肝解毒的功效，并能对抗抑郁症，因此较适合年轻人食用。

黄苹果：可强健人体免疫系统，对预防某些癌症也有好处。对保护视力有很好的作用，经常使用电脑的上班族可适当进食。

需要注意的是，苹果核含有少量有害物质——氢氰酸。氢氰酸大量沉积在身体，会导致头晕、头痛、呼吸速率加快等症状，严重时可能出现昏迷。吃苹果时有些人习惯啃到果核，这样不会马上中毒，但长此以往，的确对健康不利。所以吃苹果要去核！

现在人们常抱怨“吃水果没有水果味了”，因为很多水果在生长过程中，过量使用催长素、催红素、膨大素，或者存放中过量使用防腐剂，甚至出售中也使用着色剂、打蜡、漂白染色等，借此满足消费者“以貌取果”的心理，这些有毒水果已经成为了严重威胁人们健康的公害。

研究表明，过量使用膨大素、催红素、防腐剂会伤害肝脏。零售果贩还会给苹果打上工业石蜡，目的是保持水分，使果体鲜亮有卖相。那么，苹果表皮有蜡怎么办？从营养学的角度来说，应该选择连皮吃苹果，因为与果肉相比，苹果皮含有更多的抗氧化物质。其实，苹果皮上的蜡主要分三种。

第一种是苹果表面本身带有的天然果蜡，这是一种脂类成分，是在苹果表面生成的植物保护层，它可以有效地防止外界微生物、农药等入侵果肉，起到保护作用，这是无须去除的。

第二种是一些进口苹果人工加上去的食用蜡，这种“人工果蜡”其实是一种壳聚糖物质，多从螃蟹、贝壳等甲壳类动物中提取。这种物质本身对身体并无害处，其作用主要用来保鲜，防止苹果在长途运输、长时间储存中腐烂变质。要去除这层蜡也很简单，直接用热水冲洗即可。

第三种则是工业蜡，其中所含的汞、铅可能通过果皮渗进果肉，给人体带来危害。

辨别方法是：用手或餐巾纸擦拭果皮表面，如能擦下一层淡淡的红色物质，就可能是工业蜡了。

多食“臭”食物，身体更健康

症状：痛经、头发枯燥、不孕、骨质疏松和蛀牙等

妙方：多食榴莲、香椿、大蒜、芥末和香菜。

药理：榴莲性热，可以活血散寒，缓解痛经，特别适合受痛经困扰的女性食用；大蒜素能使人头发靓丽；香椿中含维生素 E 和性激素物质，具有抗衰老和补阳滋阴作用，对不孕不育症有一定疗效；进入中年期的妇女应多吃含硼食物，以利身体吸收矿物质，保护骨骼，而香菜中的含硼量就很多；芥末呛鼻的主要成分是异硫氰酸盐，这种成分不但可预防蛀牙，而且对预防癌症、防止血管斑块沉积、辅助治疗气喘也有一定的效果。

人在选择食物的时候，鼻子有时会起决定作用，比如榴莲、香椿等味道“怪异”的食物，会让少数人垂涎欲滴，但对更多人来说，则是“不堪入鼻”。殊不知，我们身边的很多怪味食物都可以呵护我们的健康。

首先来看榴莲，它能缓解痛经。榴莲气味强烈，说它“臭气熏天”毫不夸张。榴莲性热，可以活血散寒，缓解痛经，特别适合受痛经困扰的女性食用。它还能改善腹部寒凉的症状，可以促进体温上升，是寒性体质者的理想补品。榴莲虽然好处多多，却不能一次吃太多，否则容易导致身体燥热，还会因肠胃无法完全吸收而引起“上火”。在吃榴莲的同时，不妨喝些淡盐水，或吃些水分较多的水果来平衡，比如梨、西瓜等，可以很好地消除燥热。榴莲的最好搭档是被称为“水果皇后”的山竹，它能够降伏“水果之王”的火气，保护身体不受损害。

其次是大蒜，它能亮泽秀发。很多女性担心吃大蒜会导致口气不清新，其实，它是女性的“健康卫士”。大量流行病学调查显示，大蒜产区和长期食用大蒜的人群，其癌症发病率均明显偏低。营养学专家表示，每天吃半头生大蒜，就能对乳腺癌、卵巢癌等起到抑制作用。现代医学研究证明，大蒜素具有很强的抗菌作用，对阴道滴虫、阿米巴原虫等多种致病微生物有效。每天坚持进食一头生大蒜，就能对阴道炎起到很好的防治作用。同时能够保持头发乌黑光泽，如果用蒜汁按摩头皮，不但可减少脱发，还可使白发变黑。

再看香椿，它可以助孕。有研究表明，香椿中含维生素 E 和性激素物质，具有抗衰老和补阳滋阴作用，对不孕不育症有一定疗效，故有“助孕素”的美称。

还有香菜，它能预防骨质疏松。医学研究表明，人过40岁，骨生成减少，骨皮质变薄，尤以妇女为甚。此时，骨皮质薄似蛋壳，脆弱易碎。进入中年期的妇女应多吃含硼食物，以利身体吸收矿物质，保护骨骼，而香菜中的含硼量就很高。

最后是芥末，多吃能使人面色红润。芥末辣味强烈，具有较强的刺激作用，可以调节女性内分泌，增强性功能，还能刺激血管扩张，增强面部气血运行，使女性脸色更红润。芥末呛鼻的主要成分是异硫氰酸盐。这种成分不但可预防蛀牙，而且对预防癌症、防止血管斑块沉积、辅助治疗气喘也有一定的效果。

多吃苹果，失眠不求医

症状： 失眠

妙方： 多食苹果。

药理： 据现代生化分析，苹果富含糖类、果胶、蛋白质，尚有苹果酸、奎宁酸、柠檬酸、酒石酸等多种有机酸与胡萝卜素、维生素B族、维生素C等，以及钾、锌、铁、磷、钙等多种微量元素。芳香成分中醇类含92%，碳类化合物含6%。其浓郁的芳香气味，对人的神经有很强的镇静作用，能催人入眠。

中医学认为，苹果性味甘凉，功能生津润肺，补脑养血，安眠养神，解暑除烦，开胃消食，醒酒。《千金·食治》云，苹果能“益心气”。唐药学家孟诜认为，苹果“主补中焦诸不足气，和脾”。《滇南本草图说》，苹果“治脾虚火盛，补中益气”。《医林纂要》云：“止渴，除烦，去瘀。”《随息居饮食谱》云：“润肺悦心，生津开胃。”因此，无论是对心脾两虚、阴虚火旺、肝胆不和或肠胃不和所致之失眠症，都有较好的疗效。

由于苹果富含钾，可将人体血液中的钠盐置换出来，排出体外，从而调节钾盐平衡，有降低血压和保护心血管的作用。因此苹果是高血压、心脏病和肾炎水肿患者的“健康之友”。苹果所含之锌，是构成与记忆力息息相关的核酸和蛋白质所必需的元素，对增强记忆力有特殊作用，故苹果又有“记忆果”之称。

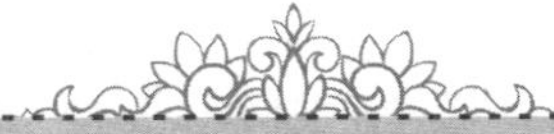

工作时吃些“绿色零食”

症状： 工作间隙饥饿感频发

妙方： 吃“绿色零食”。

医　理： 大部分人认为吃零食是不好的习惯，事实上只要是健康食品、低热量高营养的食物，适量地吃零食，不但可以减轻饥饿感，还能作为日常均衡营养的一个补充。零食能帮助控制胃口，减少进餐量，只要食用低脂肪的零食，就可以避免大量进餐，减少发生肥胖的概率。况且“边吃边工作”的状态特别容易缓释工作的压力，对于一些从事高密度工作的人来说，是一种很好的选择。

大多数人会有这样的感觉，接近午休或下班时肚子会饿，往往影响工作效率，这个时候不妨吃一点“绿色零食”，可以增进脑部血管活力，有助于集中注意力。

“绿色零食”是指含有丰富的营养素，而糖分和脂肪相对较低，防腐剂含量较少，适合作为日常营养补充的零食。比如低脂乳酪、花生、无花果、海苔、水果（水果食品）等。还有超市里销售的果蔬干片，口感非常香脆，但并不是油（油食品）炸或者膨化的食品，而是高温烘干水分制成的，不仅营养损失小，脂肪热量也很低，食后不会导致肥胖。

因为大多数上班族早餐较为单调，基本上是牛奶或豆浆配面包，适当地吃点零食，如花生等，就可以补充粮食里没有的营养素。

需要注意的是，“绿色零食”的补充也要遵循一定的时间，上午的十点左右和下午的四点是吃零食的最佳时间，这时离吃完正餐有一段时间，容易产生饥饿感，也是精神容易不集中的时候，适当吃点零食可提高工作效率。

睡眠不好就喝小米牛乳粥

症状：睡眠质量低下

妙方：先以小米60克煮粥，待粥将熟时，加入新鲜牛乳250毫升再煮为粥。

药理：小米富含色氨酸，通过代谢，能够生成抑制中枢神经兴奋度、使人产生一定困倦感的5-羟色胺。5-羟色胺还可以转化成具有镇静和诱发睡眠作用的褪黑素。不仅如此，小米中含有多种维生素、氨基酸、脂肪和碳水化合物，一般粮食不含有胡萝卜素，但小米中的含量却高达0.12毫克/100克，维生素B_1的含量也位居所有粮食之首，而同等重量中，小米的含铁量比大米还高1倍。而牛奶有两种催眠物质：一种是能够促进睡眠血清素合成的原料1色氨酸，由于1色氨酸的作用，往往只需要一杯牛奶就可生成具有调节作用的肽类，其中有几种“类鸦片肽”，这些物质可以和中枢神经或末梢神经的鸦片肽受体相结合，发挥类似鸦片的麻醉作用，使全身产生舒适感，有利于入睡。

失眠又称入睡和维持睡眠障碍，表现为各种原因引起的入睡困难、睡眠深度或频度过短、早醒及睡眠时间不足或质量差等，是一种常见病。

日常生活中，思想的冲突、工作的紧张、学习的困难、希望的幻灭、亲人的离别等一些消极因素，或是成功的喜悦等积极因素，都会引发失眠，像这种失眠就是心理性失眠。

失眠在《内经》中称为“目不瞑”“不得眠”“不得卧”，并认为失眠原因主要有两种：一是其他病症影响，如咳嗽、呕吐、腹满等，使人不得安卧；二是气血阴阳失和，使人不能入寐。

一旦发现自己的睡眠有问题，应及时调整作息时间和生活规律，同时可尝试喝小米粥。小米粥就是一种不可多得的助眠食物，对缓解失眠大有帮助。其药理就在于，小米是补中益气的代表食品之一，更是不可多得的助眠食物。

除了小米，还有一种助眠的宝物就是牛奶。睡眠不佳者睡前可喝一杯温牛奶，或者将小米与牛奶混合做成牛乳粥：先以粳米 60 克煮粥，待粥将熟时，加入新鲜牛乳 250 克再煮为粥。牛奶中含有使人体产生疲倦的物质——色氨酸。研究证明，大脑神经细胞中分泌的血清素，可抑制大脑的思维活动，从而使大脑进入酣睡状态。人之所以失眠，就是由于脑细胞分泌血清素减少，而色氨酸却是人体制造血清素的原料，所以晚间食用牛乳粥，有助眠作用。

除了食疗外，失眠的朋友还应该注意平日用的寝具是否合适，比如枕头，这个最容易被人们忽略的东西，有时却是失眠的“罪魁祸首”。据统计，全世界 6 亿失眠者中有 1 亿 5 千万都是由于不舒适的枕头造成的。所以挑选适合的枕头非常重要，这与我们的健康紧密相关。过高的枕头会破坏颈椎的自然弯曲度，使颈后的肌群和韧带紧张、僵硬。如果早上起来感觉脖子忽然变得僵硬，活动不便，而头天又没做过什么大幅度的运动，那就要考虑是不是枕头过高而落枕了；枕头过低，会使下颌自然上抬，咽喉受到压迫，口腔里的小舌自然下垂，阻塞呼吸道。尤其是在吸气的时候，口腔后上方的那块软腭发生振动，随着空气的进入，发出“呼噜呼噜”的打鼾声。所以，如果经常听到有人抱怨你打呼噜，可以试试在头下放一块厚毛巾增加枕头的高度。而且，打呼噜不仅会让自己睡眠质量下降，同时导致周围人夜不能寐，甚至引发失眠；如果枕头太软，头部就会深陷其中，血流过于集中，血管壁压力增大，面部肌肉受力，致使早上起来眼睛浮肿，还会感到轻微头疼。如果经常发现眼睛浮肿，可以考虑换一个结实点的枕头；过硬的枕头会使颈动脉受压，血液循环不畅，继而引发大脑缺氧、微循环局部障碍。缺氧的直接反应就是唾液分泌增加，并长时间习惯性张嘴呼吸。如果总是发现枕巾上湿湿的一大片，就要考虑换一个柔软的枕头了。

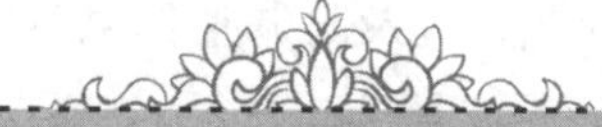

告别偏头痛的妙方

症状：头痛，头昏

妙方：① 紫菜 250 克，鸡蛋 2 个，煮汤，每日饮用 1～2 次。② 将新鲜的姜取汁，抹于鼻孔内。③ 用热毛巾敷额头，再将双手浸没于热水中，水温以手入水后能忍受的极限为宜，坚持浸泡 0.5 个小时左右。

药理：① 紫菜里含有大量的镁元素，有镁元素的“宝库之称”。据测定，100 克紫菜里含有 460 毫克镁，而 1 千克鸡蛋只有 230 毫克镁。正是镁对偏头痛有预防作用。现代医学研究表明，镁的缺乏在一些最主要的偏头痛发病机制理论中显得尤为突出，偏头痛发作期血清镁及红细胞镁水平均低于正常对照组。② 姜汁进入鼻孔内会引起强烈的条件反射，而这种条件反射会将中枢神经的感受器吸引过来，同时，头痛所引起的条件反射也就被本能地忽略了。③用热毛巾敷额头，以达到加速血液循环的目的，当更多的血液为头部细胞提供氧及营养物质时，被头痛所损害的大脑部位就会加速愈合。用热水浸泡双手及按摩疼痛点同此理。

头痛是一种常见病，历代医家认为，头部经络为诸阳经交会之处，凡五脏精华之血，六腑清阳之气，都上会于此。如果六淫外侵，七情内伤，升降失调，郁于清窍，清阳不运，都会导致头痛。

职场人士经常抱怨一想问题就头痛，痛到睡不着觉，头痛欲裂……其实，仔细观察就能会发现，这与自己的紧张有关系。紧张性头痛发作时间一般要持续几个小时到一天不等，大多是由于忧郁或者焦虑，头、面、颈、肩等部位的肌肉持久性痉挛、血管收缩而产生的疼痛，并牵涉或者扩散至头部所致，属于功能性头痛。

其实，头痛本身是身体的一种保护机制，在工作过度繁重、压力超过自身所能承受的范围、注意力高度集中等情况下，身体就处于透支状态，此时若头痛，就提示需要休息，需要调节，需要放松了。

除了紧张性的功能头痛外，偏头痛也是最典型的一种头痛。偏头痛是反复发作的一种搏动性头痛，属众多头痛类型中的“大户”。偏头痛患者比平常人更容易发生大脑局部损伤，进而引发中风。偏头痛的次数越多，大脑受损伤的区域会越大。

既然头痛不是小事，就应该认真对待。我们为大家推荐很管用的妙方，将新鲜的姜取汁，抹于鼻孔内；或用热毛巾敷额头。

另外，偏头痛发作时，可将双手浸没于热水中，水温以手入水后能忍受的极限为宜，坚持浸泡 0.5 个小时左右，便可使手部血管扩张，血液循环加快，从而使偏头痛逐渐减轻，与上面的病理是相同的。

还有一个食疗的妙方，即紫菜蛋花汤。买一种叫海苔（即紫菜干）的零食，多吃这种食物，能减少偏头痛的发作。其药理在于紫菜里含有大量的镁元素，有镁元素的“宝库之称”。正是镁对偏头痛有预防作用。现代医学研究表明，镁的缺乏在一些最主要的偏头痛发病机制理论中显得尤为突出，偏头痛发作期血清镁及红细胞镁水平均低于正常对照组。另外，我们通过与疼痛对照组比较，说明手术后及肿瘤等引起的疼痛与镁水平无关，从而提示偏头痛的发作是因为镁缺乏，而不是由于疼痛导致低镁。镁是人体必需的微量元素，在细胞和血液中是以游离镁（离子化镁）、与阴离子结合镁、蛋白结合镁等三种状态存在，总体镁包括上述三种状态。实验研究表明：①镁能明显抑制儿茶酚胺、组织胺及 5– 羟色胺的血管收缩活性；②镁可阻滞天门冬氨酸受体，从而抑制神经细胞钙离子内流；③镁具有血管扩张，同时可减缓各种血管活性物质的血管收缩作用；综上所述，镁与偏头痛有着密切的关系，补充镁元素可以缓解肌肉紧张、痉挛引发的头痛。

要注意的是，像干奶酪、巧克力、酒，含咖啡因的饮料如茶、咖啡，腌熏的肉类如香肠、火腿等，都有可能诱发偏头痛，所以应该忌食，这样才能达到最好的预防效果。此外，精神紧张或过度失眠也容易诱发偏头痛，希望引起大家的注意，身体是革命的本钱，劳逸结合很重要。

止鼻血就用冰水

症状：流鼻血

妙方：紧捏鼻梁上部硬骨两侧的凹陷处，同时喝几口冰冻水，再在嘴里留一口，最后将冰冻水瓶紧贴于前额，几分钟即可止血。

药理：鼻梁上部硬骨两侧的凹陷处，被称作立特氏区，其表面的黏膜很薄，有丰富的血管，当空气干燥的时候，薄薄的黏膜上就容易长痂。紧捏凹陷处，就是为了压迫出血区以止血。而冰水贴额就在于通过冰水使毛细血管收缩，进而止血。

流鼻血不是简单的“鼻子出点血”，流鼻血是因肺燥血热引起的一种顽固性疾病，对人体的损害相当严重，如治疗不当或不及时治疗会诱发鼻黏膜萎缩、贫血、血小板减少、记忆力减退、视力下降、免疫力低下，严重者会将血液或血块吸入气管造成窒息。

很多人流鼻血后第一反应是仰起头止血，其实这种做法很不正确。这样容易导致鼻血倒流进入咽喉、胃部等器官，对这些器官造成不良刺激，严重的还会吸呛入气管及肺内，造成危险。正确的做法是，保持正常直立或稍向前倾的姿势，压迫止血。即使有少量的凝血块堵住鼻腔也没有关系，凝血块中的凝血物质可有助于血液凝固。

导致流鼻血原因很多，有鼻外伤、黏膜上结干痂皮、受酸、碱异物的损伤、日晒过热、饮酒过多等。常流鼻血是心血管系统、内器官、各种感染、血液疾病和其他疾病的并发症。很多人流鼻血常常认为是鼻子本身出了问题，这种想法其实令医生很头疼，对于经常流鼻血应辨证诊断。

中医认为流鼻血是由于人的气血上逆导致的。鼻属于肺窍，鼻子出现病症，一般来说，与肺和肝等部位出现异常有着很大的关系。当人的气血上升，特别是肺气较热时，人就会流鼻血。肺气过热时，人的眼底也会带血或出血。上火和流鼻血的原因是一样的，都是气血上逆导致的结果。流鼻血的成因可分为燥热及虚弱两类，多数常流鼻血的人群兼具两种症状，即中医常说的阴虚火旺。

当鼻腔过于干燥时，里面的毛细血管就会破裂，导致流血。从临床上来看，90%的流鼻血现象都属于血管破裂导致的血管性流血。对此，患者不用太紧张，大多数情况下可以自行处理，及时止血即可。比如压迫止血，即紧捏鼻梁上部硬骨两侧的凹陷处，这个部位被称作立特氏区，其表面的黏膜很薄，有丰富的血管，当秋冬空气干燥的时候，薄薄的黏膜上就容易长痂。但令人不可思议的是，有时，一个不期而遇的喷嚏都会通过加速气流的冲击把痂冲掉，并连带着损伤下面的血管，形成鼻出血。因此，紧捏鼻梁上部硬骨两侧的凹陷处，就是为了压迫出血区以止血。同时，为了更好、更快地将血止住，我们可以找一瓶冰水，先喝上几口，再在嘴里留一口，最后将冰冻水瓶横着紧贴于前额，几分钟即可止血，其药理就在于通过冰水使毛细血管收缩，进而止血。

如果出鼻血时，身边正好有干净的容器，即可将冰水倒入容器，同时将鼻腔整个浸泡在冰水里，加强冷刺激，这对于出血量大的人尤其必要。需要注意的只是，流鼻血并不可怕，但如果过度紧张会导致血压升高，加重出血。因此，留鼻血时切记不可紧张。

如果在秋冬干燥季节或是其他时候经常流鼻血，就需要采取预防措施了。例如经常性地将往鼻腔里抹点水，会起到意想不到的作用。另外，反复鼻出血还可能与缺乏维生素 C 和维生素 K 有关，抑或是上面提到的血管类疾病，这时就要去医院查清病因对症下药了，耽误不得。

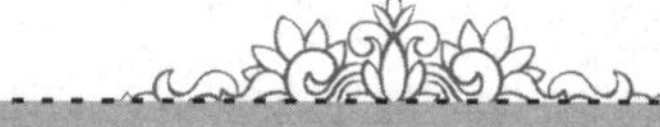

盐水冲鼻子专治鼻窦炎

症状： 鼻窦炎

妙方： 用浓度在 2 %～ 3 %的盐水冲洗鼻腔，每日冲洗 10 次，每次 3 分钟，1 周后会告别鼻窦炎的基本症状，4 周后会痊愈，为了防止复发，应该辅助体育锻炼，增强心肺功能。

药理： 浓度适宜的盐水正好可以消除鼻窦处的炎症，杀死多余的细菌。更重要的一点是，浓度适宜的盐水可以让鼻内的纤毛处在正常的摆动频率当中，只有当鼻纤毛摆动正常后，鼻腔的免疫力才会提高，才能抵御各种病菌的入侵。

所谓鼻窦，是鼻腔周围面颅骨的含气空腔，左右共有 4 对：称额窦、上颌窦、筛窦和蝶窦。因其解剖特点各窦可单独发病，也可形成多鼻窦炎或全鼻窦炎。本病一般分为急性、亚急性和慢性三类，其原因很多，也较复杂。急性鼻窦炎多由急性鼻炎导致；慢性鼻窦炎常因急性鼻窦炎未能彻底治愈或反复发作而形成。目前，认为鼻窦炎的发病主要是各种原因引起的窦口阻塞导致鼻窦内的感染，其中鼻息肉是引起鼻窦开口阻塞的重要原因，而鼻窦的炎症刺激反过来又促进鼻息肉的生长。另外，游泳时污水进入鼻窦，邻近器官感染扩散，鼻腔肿瘤妨碍鼻窦引流，以及外伤等，均可引起鼻窦炎。

正常情况下，鼻腔排毒功能保证致病细菌的进入不超过人体可承受的数量。若遇诱发因素如受凉、淋雨、过度疲劳等，鼻腔排毒功能降低，上述细菌得以长时间停留于鼻腔内并大量繁殖，进而引发感冒。感冒炎症长期存在则易恶化为鼻窦炎。

患急性鼻窦炎时，鼻窦黏膜充血水肿，黏膜上皮尚完整。发展为急性化脓性鼻窦炎时，鼻窦黏膜固有膜层内除有大量嗜中性粒细胞浸润外，尚有黏膜上皮细胞坏死脱落。患慢性鼻窦炎时黏膜增厚，固有膜水肿，血管壁增厚，管腔狭窄甚至闭塞，治疗鼻窦炎比较麻烦，即使手术治疗，也容易反弹。我们提供的妙方值得大家尝试。为了防止复发，应该辅助体育锻炼，增强心肺功能。每当天气寒冷时，应该多揉鼻子，并且用毛巾热敷。

巧用辣椒治疗过敏性鼻炎

症状： 过敏性鼻炎

妙方： 取5个干红辣椒，用开水煮10分钟，再用棉签蘸辣椒水，伸入两个鼻孔里涂抹。每日早、中、晚各1次，坚持2周即可。

药理： 辣椒里含有丰富的辣椒素，辣椒素在鼻黏膜局部应用可选择性激活感觉神经细胞纤维末梢，作用于离子通路，使神经去极化，释放出促炎性神经肽。如长期使用辣椒素，可使神经肽耗竭，使某些酶失活、线粒体破坏，最终导致感觉功能丧失，当接触各种伤害性刺激时不再引起鼻腔过敏反应，例如鼻塞、流涕、喷嚏等各种典型症状，故又称之为化学脱敏。

鼻炎指的是鼻腔黏膜和黏膜下组织的炎症。表现为充血或水肿，患者经常会出现鼻塞，流清水涕，鼻痒，喉部不适，咳嗽等症状。鼻腔分泌的稀薄液体样物质称为鼻涕或者鼻腔分泌物，其作用是帮助清除灰尘、细菌以保持肺部的健康。通常情况下，混合细菌和灰尘后的鼻涕吸至咽喉并最终进入胃内，因其分泌量很少，一般不会引起人们的注意。当鼻内出现炎症时，鼻腔内可以分泌大量的鼻涕，并可因感染而变成黄色。

并不是所有人都会患过敏性鼻炎，一般特定发生在具有过敏性体质的人身上。过敏性体质与基因有关，通常为遗传所致。过敏性鼻炎患者大多有过敏家族史，但近年由于工业化进程加快，大气污染加剧，使有些原本非过敏性体质的人也演变成过敏性体质。

长期以来，医学界针对鼻炎的治疗一直停留在快速解除症状上，使用一些普通的鼻炎药物，只能暂时性地改变鼻腔通气状况，鼻炎症状也只是因为药物的原因暂时性消失，而对消除炎症没有太大作用，一旦药物停用，就会再次发作；因药物滥用，使病菌随着鼻炎一次又一次地发作；一次又一次地用药和更换药，病菌不断地变异而具有耐药性，达到一定程度时，使用一般药物根本无法作用病菌，从而使鼻炎越来越难治，普通鼻炎即病变成药物性鼻炎、萎缩性鼻炎，甚至鼻癌。

不过，使用我们介绍的妙方，就不必为鼻炎苦恼了。

有报告表明，经妙方治疗收到了良好的临床效果，为常年性鼻炎的治疗提供了新的途径。需要注意的是，开始用辣椒水一定会引起灼热和疼痛，但时间一长就好了。只要坚持用 2 周，就会避免鼻炎在半年之内复发。

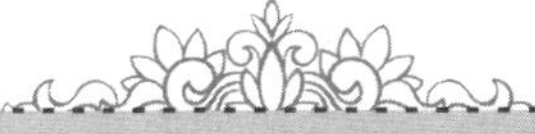

明矾泡脚赶走汗脚

症状：汗脚

妙方：每日临睡前在泡脚水中加进明矾3～6克（药店可买到），待明矾溶化后泡脚10～15分钟。每晚1次，继续泡脚5～6天可缓解汗脚症状。

药理：明矾具有收敛作用，可减少汗液的分泌。

汗脚，是一件让人十分烦恼的事情。汗脚与脚气不同，汗脚不是病，是脚很容易出汗，汗液中的有机质分解，产生一种难闻的刺激性气味。为给双脚止汗，人们试着用白酒搓脚、盐水泡脚等各种办法，但仍然收效甚微。根本原因还在于汗脚与汗腺功效旺盛有关，这是由个人体质决定的，而激烈活动、情绪激动也会刺激汗腺分泌出大量汗液。

防治汗脚的有效办法是用明矾水泡脚，因为明矾具有收敛作用，可减少汗液的分泌。同时，明矾还能杀死多种真菌，对治疗脚气亦有好处。

此外，汗脚患者应选择吸汗性能好的纯棉袜，而且最好穿五趾袜，这样能吸收掉趾缝间的汗水，可更好地保持足部通气、干爽，不要穿不吸汗的尼龙袜子。袜子洗干净后一定要放在太阳下晒，一方面是为干得更透，另一方面阳光有杀菌作用。习惯垫鞋垫的人，最好也选纯棉的鞋垫。同时，与袜子密切相关的鞋也要保持干爽。如用茶叶做个小袋放进鞋里或是放点竹炭，既能除潮，又能祛除异味。男性不要总穿着一双鞋，最好两双皮鞋换着穿，夏天尽量多穿透气性好的凉鞋。如果有条件，还可以在足部抹上一些防汗油。

需要注意的是，如果把正值青春发育期，汗腺分泌旺盛很正常，不宜长期、多次使用白矾。可以改用枯矾（白矾火煅后失去结晶水的产物，药店里可以买到）研成细粉，在清洁后把少许撒在脚趾部，疗效立竿见影，通常作用可以保持8～12小时，且停药后对机体不会产生任何影响。此法也可用于发育期的腋臭、体臭等症后的缓解。

治疗中耳炎，试试猪胆加白矾

症状：中耳炎

妙方：取鲜猪胆汁烘干研粉，加等量或2倍白矾粉拌匀。使用前先用过氧化氢清洗外耳道，拭干后将胆矾粉均匀喷入鼓膜穿孔处。量勿过多，以免妨碍引流。多数患者第一次上药后，次日分泌物增多变稀，2～3日后分泌物锐减，逐渐干燥。

药理：猪胆的主要成分可以杀菌消炎，白矾正好有收敛的特性，可以控制炎症的扩张。

中耳炎是中耳鼓室黏膜的炎症。多由细菌感染引起。中医称此病为“耳脓”、“耳疳”，认为是因肝胆湿热邪气盛行引起。经常是普通感冒或咽喉感染等上呼吸道感染所引发的疼痛并发症。通常中耳炎又分为急性与慢性中耳炎，急性中耳炎如果及时就医，可以痊愈并不再复发，但慢性中耳炎无法根治。慢性中耳炎一般由急性中耳炎转变而来，需要及时治疗。

感冒后咽部、鼻部的炎症向咽鼓管蔓延，咽鼓管咽口及管腔黏膜出现充血、肿胀，纤毛运动发生障碍，致病菌乘虚侵入中耳，引起中耳炎。常见的致病菌主要是肺炎球菌、流感嗜血杆菌等，因此预防感冒就能减少中耳炎发病的机会。

擤鼻涕方法不正确也可导致中耳炎。有的人擤鼻涕时往往用两手指捏住两侧鼻翼，用力将鼻涕擤出。这种擤鼻涕的方法不但不能完全擤出鼻涕，而且很危险，鼻涕中含有大量的病毒和细菌，如果两侧鼻孔都捏住用力擤，则压力迫使鼻涕向鼻后孔挤出，到达咽鼓管引发中耳炎。正确的擤鼻涕方法是：用手指按住一侧鼻孔，稍用力向外擤出对侧鼻孔的鼻涕，用同法再擤另一侧。如果鼻腔发堵鼻涕不易被擤出时，可先用氯麻滴鼻液滴鼻，待鼻腔通气后再擤。

游泳时应避免将水咽入口中，以免水通过鼻咽部而进入中耳引发中耳炎。外伤所致的鼓膜穿孔禁止滴任何水样液体，以免影响创口的愈合，可用消毒棉球堵塞外耳道以免感染诱发中耳炎。

另外，吸烟包括吸“二手烟”，也会引起中耳炎。吸烟可引起全身性的动脉硬化，尤其是香烟中的尼古丁进入血液，使小血管痉挛、黏度增加，使内耳供应血液的微动脉发生硬化，造成内耳供血不足，严重影响听力。香烟不仅会引起中耳炎，同时会加重中耳炎的病情，情况严重的会使中耳炎患者造成永久性耳聋。同时，香烟中的一种强致癌物会引起中耳炎的恶性病变，严重影响脉冲神经，引起长期头痛及经常头晕，并会引起半身瘫痪。因此，家庭中有婴幼儿及中耳炎患者的，应不吸香烟，尽量不接触二手烟环境。还有长时间用耳机听摇滚类的大分贝的音乐，容易引起慢性中耳炎，对耳朵造成组织性的损伤，严重时听力下降以及其他一些并发症状。

曾有实验对 66 例化脓性中耳炎分泌物用胆矾粉作了抑菌试验，多数细菌均有不同程度的敏感性，而对抗生素则产生耐药性。因此，治疗中耳炎还得采取特殊办法，请试试给大家介绍的妙方。经较长时期观察，使用此妙方者，有 26 例复发。防止呼吸道感染，清除鼻咽部感染灶是防止复发的有效措施。

咳嗽吃梨有讲究

症状：咳嗽

妙方：咳嗽吃梨众所周知，但生梨、熟梨性质不同，用法、用量、适应症也不一样。因此，梨怎么吃治咳嗽还要辩证地看。

药理：梨具有润燥消风、醒酒解毒等功效，在秋季气候干燥时，人们常感到皮肤瘙痒、口鼻干燥，有时干咳少痰，每天吃一两个梨可缓解秋燥，有益健康。

咳嗽？吃梨！这已是许多人的共识。老中医提醒，虽然梨子多汁，具有润肺、化痰止咳、退热降火等好处，但应特别注意生吃、熟吃的差别，因为生梨性寒，熟梨性温，两者性质并不同，差异也相当大，用于治疗咳嗽症状的时机也不一样。

从传统中医的角度来看，咳嗽有冷咳、热咳之分。冷咳患者咳嗽时所咯出的痰白且呈清水状，并不会黏稠，常见伴随症状包括鼻水多、口不干、喉不痛、身体不会发热、畏寒怕冷等，跟外感风寒有关，像这种情况下“咳嗽吃梨”就会适得其反。因为梨子、橘子、白萝卜汁等属于寒凉性食物，如果寒性感冒患者再加上服用寒凉性食物，则是寒上加寒，当然会越吃越咳。

属于风热型咳嗽的患者，通常会出现咳嗽、有黄痰、口干、喉咙干或疼痛、有点火气、身体发热等症状，像这种情况就可以生吃梨来改善咳嗽，因为中医有所谓“热者寒之”的说法。

当咳嗽病久迟迟不愈时，就会转成虚寒型咳嗽，因为中医有“久咳必虚”的说法，若咳嗽迟迟没有改善，往往导致正气虚弱，这时候可以用川贝冰糖梨水来改善症状。

梨子炖熟之后成为熟梨，虽然梨子性寒，但这时候熟梨的寒性会消失，同时转变成温性水果。川贝性苦、甘，微寒，归肺、心经，能清热化痰，润肺散郁。梨子也是传统中医常用的一种药材，不但果实可入药，连梨皮、梨叶都可以入药使用，用途相当广泛。

川贝冰糖炖梨需准备梨子1、2颗，冰糖少许，川贝母粉10克。作法：先将梨子洗干净后，连皮切开去子，再切成小块状；接着在锅中加入约为梨子量2倍的水，并将上述材料都放入，用小火墩半个钟头即可食用。选用外皮较粗的梨子，改善久咳效果尤佳。

咳嗽是很常见的毛病，但像咳嗽吃梨这样的妙方更要辩证施治，否则会愈吃愈咳。如果不知道自己的咳嗽病症或体质属于寒性或热性，在食物的选择上，中医师建议还是以平性食物为主，以避免吃进不适合的食物，而加重病情。

眼睛干涩有妙方

症状：眼睛干涩不适

妙方：①取枸杞8~10粒，菊花5~6朵，加300毫升热水浸泡代茶饮。②取纯净又新鲜的蜂蜜80毫升，加入240毫升的纯净水，配成1：3的蜂蜜稀释液，再装入干净的瓶子里密封，然后用开水煮30分钟消毒，之后装进消过毒的滴眼瓶里，每日早中晚各滴1次。③按摩三阴交穴，位于小腿内侧，在内踝尖上三寸，胫骨后缘处。

药理：①肝开窍于眼，枸杞正好能清肝明目，因为它含有丰富的胡萝卜素，维生素A、维生素B1、维生素B2、维生素C、钙、铁等，是眼睛所必需的营养成分。②蜂蜜是一种胶质状高渗性溶液，滴在眼球上会形成一层保护膜，起到润滑眼球的作用，同时防止眼睛里过多水分的蒸发。而且蜂蜜能为眼睛提供必要的营养成分，进一步缓解视疲劳。③ 三阴交是个穴名，本穴物质有脾经提供的湿热之气，有肝经提供的水湿风气，有肾经提供的寒冷之气，经常按压它，就能让三种气更加充分地运用到人体各器官，当眼球有了足够的气即阴液滋养时，眼干燥症也就治愈了。

眼干燥症，也叫结膜干燥，是一种主要由于结膜组织本身的病变而发生的结膜干燥现象，原因是多种多样的。结膜干燥可分为上皮性结膜干燥症和实质性结膜干燥症。

本症是全身性营养紊乱，维生素 A 缺乏的眼部表现。原因有以下几方面：

摄入量不足。如小儿喂养不当。或因患病时“忌口”所造成的摄入量不足。

吸收不良。如消化不良、胃肠炎、痢疾等都可影响维生素 A 的吸收，而维生素 A 的缺乏可又造成肠壁上皮的病变、如此形成恶性循环。

消耗量过多。幼儿时期身体生长发育较快，对维生素 A 的需要量较大。当患麻疹、肺炎、百日咳等病时维生素 A 的消耗量增加。

成人维生素 A 缺乏。偶见于长期患严重胃肠道消化性疾病、维生素 A 吸收不良、肝肺疾病：如肝硬变、肝癌晚期，由于肝脏功能严重损害，造成脂肪吸收不良而引起脂溶性维生素 A 缺乏。

正常情况下结膜角膜表面覆盖有由睑板腺分泌的油脂层，其下为泪腺分泌的水样液层，最内层为杯状细胞分泌的粘液层。这三层共同形成一层保护及湿润结膜的泪膜，当结膜上皮细胞层和结膜下组织因病变而被破坏，如严重沙眼瘢痕、白喉性结膜炎、结膜天疱疮、结膜化学伤或热烧伤、X 线照射后，由于广泛瘢痕形成，使泪腺导管被瘢痕所阻塞，副泪腺及结膜杯状细胞被破坏，以致泪液和粘液不能湿润眼球。此外，各种原因所造成的眼睑闭合不全，使结膜和角膜长期暴露也可发生干燥。

肝开窍于眼，枸杞清肝明目的疗效众所周知，因为它含有丰富的胡萝卜素，维生素 A、维生素 B_1、维生素 B_2、维生素 C、钙、铁等，是眼睛所必需的营养成分。这里就教您枸杞子的三种食疗配方：第一，枸杞子 + 米煮成粥后，能够治疗视力模糊及流泪的现象。第二，枸杞子 + 菊花用热水冲泡饮用，能使眼睛轻松、明亮。第三，枸杞子 + 猪肝煲汤具有清热、消除眼涩、消除因熬夜出现的黑眼圈。

枸杞子虽然具有很好的滋补和治疗作用，但并不是所有的人都适合服用。由于它温热身体的效果相当强，正在感冒发烧、身体有炎症、腹泻的人最好别吃。最适合吃枸杞子的是体质虚弱、抵抗力差的人。而且，一定要长期坚持，才能见效。

另一种治疗眼干燥症的方法就是用蜂蜜滴眼。具体做法是：取纯净又新鲜的蜂蜜 80 毫升，加入 240 毫升的纯净水，配成 1∶3 的蜂蜜稀释液，再装入干净的瓶子里密封，然后用开水煮 30 分钟消毒，之后装进消过毒的滴眼瓶里，每日早中晚各滴 1 次。这样做的药理在于，蜂蜜是一种胶质状高渗性溶液，滴在眼球上会形成一层保护膜，起到润滑眼球的作用，同时防止眼睛里过多水分的蒸发，从而达到预防电脑眼干燥症发生的作用。而且蜂蜜能为眼睛提供必要的营养成分，进一步缓解视疲劳。

还有一种对付眼睛干涩的方法就是按摩法，即经常按压三阴交穴。三阴，足三阴经也。交，交会也。三阴交穴名意指足部的三条阴经中气血物质在本穴交会。本穴物质有脾经提供的湿热之气，有肝经提供的水湿风气，有肾经提供的寒冷之气，三条阴经气血交会于此，故名三阴交穴。位于小腿内侧，在内踝尖直上三寸，胫骨后缘处。经常按压它，就能让三种气更加充分地运用到人体各器官，当眼球有了足够的气即阴液滋养时，眼干燥症也就治愈了。

此外还要记住以下预防干眼病措施：

第一，养成多眨眼的习惯。干眼病是一种压力型病症，问题出在眼睛长时间盯着一个向看。因此避免眼睛疲劳的最好方法是适当休息，切忌连续操作。

第二，配一副合适的眼镜是很重要的，40 岁以上的人，最好采用双焦点镜片，或者在打字时，配戴度数较低的眼镜。

第三，工作的姿势和距离也是很重要的，尽量保持在 60cm 上以距离，调整一个最适当的姿势，使得视线能保持向下约 30° ，这样的一个角度可以使颈部肌肉放松，并且使眼球表面暴露于空气中的面积减到最低。

第四，长期从事电脑操作者，应多吃一些新鲜的蔬菜和水果，同时增加维生素 A、维生素 B_1、维生素 C、维生素 E 的摄入。为预防角膜干燥、眼干涩、视力下降、甚至出现夜盲等，电脑操作者应多吃富含维生素 A 的食物，维生素 C 可以有效地抑制细胞氧化。而维生素 E 主要作用是：降低胆固醇，清除身体内垃圾，预防白内障。核桃和花生中含有丰富的维生素 E。维生素 B_1 可以营养神经，绿叶蔬菜里就含有大量的维生素 B1。每天可适当饮绿茶，因为茶叶中的脂多糖，可以改善肌体造血功能，茶叶还有防辐射损害的功能。

第五，为了避免荧光屏反光或不清晰，电脑不应放置在窗户的对面或背面，环境照明要柔和，如果操作者身后有窗户应拉上窗帘，避免亮光直接照射到屏幕上反射出明亮的影像造成眼部的疲劳。通常情况下，一般人每分钟眨眼少于 5 次会使眼睛干燥。一个人在电脑前工作时眨眼次数只及平时的三分，因而减少了眼内润滑剂和酶的分泌。应该多眨眼，每隔一小时至少让眼睛休息一次。

最后，为减少眼部的干燥，可以适当在眼部点用角膜营养液。如：贝复舒眼液、萧莱威眼液及一些人工泪液。另外眼保健操也可以起到放松眼睛，减少视疲劳的作用。

第六章

疑难杂症妙方

猕猴桃抑制癌症基因突变

症状：癌细胞生成

妙方：多食猕猴桃。

药理：猕猴桃能阻断致癌物质——亚硝胺合成的活性成分，阻断率达98%，有抑制癌细胞的作用。对肝癌、肺癌、皮肤癌、前列腺癌等多种癌细胞病变有一定的抑制作用。

研究测试，猕猴桃是各种常用水果中营养成分最丰富、最全面的水果。

猕猴桃含有丰富的维生素C，可强化免疫系统，促进伤口愈合和对铁质的吸收；它所富含的肌醇及氨基酸，可抑制抑郁症，补充脑力所消耗的营养；它的低钠高钾的完美比例，可补充熬夜加班所失去的体力。

猕猴桃含有不少精氨酸，能促使血液循环顺畅，增进性功能。对中老年人来说，几乎不含脂肪的猕猴桃所含的丰富果胶及维生素E，对心脏健康很有帮助，可降低胆固醇。对青少年和儿童来说，猕猴桃所含的精氨酸等氨基酸，能强化脑功能及促进生长激素的分泌。

猕猴桃还含有其他水果中少见的镁。对爱美的女士来说，猕猴桃是最合适的减肥食品。因为它虽然营养丰富，但热量极低，其特有的膳食纤维不但能够促进消化吸收，还可以令人产生饱腹感。因此，猕猴桃是减肥与兼顾营养的最佳选择。

猕猴桃含有优良的膳食纤维和丰富的抗氧化物质，能够起到清热降火、润燥通便的作用，可以有效地预防和治疗便秘和痔疮。

猕猴桃含有抗突变成分谷胱甘肽，有利于抑制诱发癌症基因的突变，对肝癌、肺癌、皮肤癌、前列腺癌等多种癌细胞病变有一定的抑制作用。

猕猴桃含有丰富的叶酸，叶酸是构筑健康体魄的必需物质之一，能预防发育的神经管畸型，为孕妇解除后顾之忧。

猕猴桃含有丰富的叶黄素，叶黄素在视网膜上积累能防止斑点恶化导致永久失明，为白内障朋友实现“千里眼”之梦助一臂之力。

最新的医学研究表明，成人忧郁症有生理学基础，它跟一种大脑神经递质的缺乏有关。而猕猴桃中含有的血清促进素，具有稳定情绪的作用。另外，猕猴桃含有大量的天然糖醇类物质肌醇，能有效地调节糖代谢，调节细胞内的激素和神经的传导效应，对防止糖尿病和抑郁症有独特功效。

常吃烧烤食物能使癌症的发病率升高，因为烧烤食物下肚后会在体内进行硝化反应，产生致癌物。猕猴桃中富含的维生素 C 作为一种抗氧化剂，能够有效抑制这种硝化反应，防止癌症发生。所以，如果你禁不住美食诱惑，建议你饭后吃一个猕猴桃。

猕猴桃病虫害少，一般无须使用农药，是极少数没有农药污染的无公害果品之一，这是维护人体健康的最佳保证。

由于猕猴桃中维生素 C 含量较高，易与奶制品中的蛋白质凝结成块，不但影响消化吸收，还会使人出现腹胀、腹痛、腹泻症状。故食用猕猴桃后不要马上喝牛奶或吃其他乳制品。

红薯最抗癌，吃法有讲究

症状：身体免疫力低下

妙方：多食熟红薯。

药理：癌细胞来自人体上皮细胞，而红薯含有丰富的淀粉、胡萝卜素以及钾、铁等余种微量元素，能保护人体上皮细胞的结构完整，抑制病毒活性，阻断胃肠道中亚硝胺的产生，消除食品或环境中汞、镉、砷等引起的毒性作用，阻断有毒金属的致癌过程。

红薯的营养十分丰富。更为可贵的是，在日本国家癌症研究中心最近公布的20种抗癌蔬菜“排行榜”中，红薯一举夺魁。

红薯中独有的脱氢表雄酮——一种肾上腺分泌的和雄激素相似的类固醇激素，既能防癌，又能益寿。

红薯中所含的蛋白质对米、面中的蛋白质具有补充作用，能明显补充面粉中维生素 C、大米中钙的不足和米、面中胡萝卜素的缺乏。红薯和大米、白面混吃，可以提高主食的营养价值，使人延年益寿。明代医学家李时珍说：“海中之人多寿，而食甘薯故也”。

需要注意的是，吃红薯必须讲究时间和方法。因为生红薯中淀粉的细胞膜未经高温破坏，很难在人体中消化；同时，在煮红薯时，应该适当地延长蒸煮的时间，这样以便番薯中含有的“气化酶”被破坏，吃后就不会出现腹胀、胃灼热、打嗝、反胃、排气等不适的感觉。另外，最好中午吃红薯。这是因为吃完红薯后，其中所含的钙质需要在人体内吸收 4 ~ 5 小时，而下午的日光照射正好可以促进钙的吸收。这种情况下，在午餐时吃红薯，钙质可以在晚餐前被全部吸收，不会影响晚餐时其他食物中钙的吸收。

对于中老年人，可适当吃些红薯馒头。馒头谁都吃过，但用红薯做的红薯馒头，许多人就不一定吃过了。这种馒头远比白面馒头好吃，尤其适合中老年人。

红薯馒头做法很简单。先把买来的红薯洗净，去皮，蒸（煮）熟后，用力捣烂，再加上与红薯等量的面粉和一定量的水搅拌均匀。如果在夏秋季节，半天左右，和好的面便会自然发酵。此时，即可按照平时蒸馒头的方法将其蒸熟。气温较低时，为了加快发酵，面中可加入酵母、酵面之类。

红薯馒头的显著特点是不加糖也带有几分甜味，因而美味可口。红薯馒头有利于消化吸收，并有通便作用。从营养学上来看，每 100 克红薯含蛋白质 0.9 克，粗纤维 0.5 克，钙 77 毫克，且含有缬氨酸、亮氨酸、异亮氨酸、苏氨酸、苯丙氨酸、赖氨酸、色氨酸等多种氨基酸，这些营养成分正是中老年人所需要的。

要学会挑选上等红薯。表皮呈黑褐色或有黑色斑点的红薯是因为受了黑斑病菌的污染。黑斑病菌的毒性可使红薯变硬、发苦，对人体有剧毒，而且此毒素无论水煮或火烤，其生物活性均不易被破坏，因此万万不可食用，否则后果不堪设想。

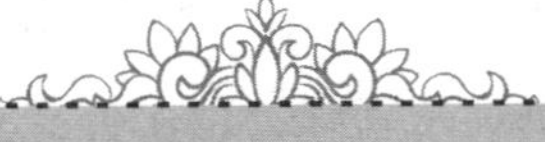

菜花的大用

症状：癌变

妙方：多食菜花。

药理：研究表明，菜花内含有多种吲哚衍生物，此化合物有降低人体内雌激素水平的作用，可预防乳腺癌的发生。此外，研究表明，菜花中提取的一种酶能预防癌症，这种物质叫萝卜子素，有提高致癌物解毒酶活性的作用。菜花还有增强机体免疫的功能。菜花的维生素 C 含量极高，不但有利于人的生长发育，更重要的是能提高人体免疫功能，促进肝脏解毒，增强人的体质，提高抗病能力。

菜花原产于地中海东部海岸，约在 19 世纪初清光绪年间引进中国。别名花菜、椰花，有白、绿两种，绿色的又叫西蓝花、青花菜。在《时代》杂志推荐的十大健康食品中名列第四。

菜花含维生素 C 较多，含量比大白菜、番茄、芹菜都高，尤其在防治胃癌、乳腺癌方面效果尤佳。研究表明，患胃癌时人体血清硒的水平明显下降，胃液中的维 C 浓度也显著低于正常人，而菜花不但能给人补充一定量的硒和维生素 C，同时也能供给丰富的胡萝卜素，起到阻止癌前病变细胞形成的作用，抑制癌肿生长。

需要注意的是，菜花茎部的营养价值比花球部分的营养价值高，尤其是茎部含有丰富的食物纤维，要有效地利用茎部而切忌丢弃。菜花含有的维生素 C，具有加热时也不会大量损失的特点，可以放心地烹制。

烹制时，首先要在浓盐水中浸泡约 30 分钟，以清除花球中的污物和尘埃。随即放在充足的开水中煮，并放入盐、醋以及小麦粉，这样就能做成味道可口、外形美观、适度柔和的菜肴。

短时间煮熟后，能作为沙拉食用，也可炒或做成汤菜食用。和洋葱一起食用，菜花的抗癌作用会得到进一步增强，由于菜花具有增强抵抗病毒的作用，而洋葱所含的成分会促进这一作用。所以，菜花和洋葱一起食用，有助于预防与病毒有关的子宫颈癌。

凉拌茄子祛风通络

症状：风湿邪症

妙方：多吃凉拌茄子。

药理：茄子性凉、味甘，有清热止血、消肿止痛、祛风通络、宽肠利气等功能。秋季吃些茄子能降“火气”，除秋燥。

茄子不仅是价廉物美的大众蔬菜，还是食疗佳品。除了含有丰富维生素和微量元素外，还富含大量维生素P。维生素P是黄酮类化合物，有助心血管保持正常功能。因此，食用茄子对动脉硬化症、高血压、冠心病和坏血病患者都非常有益。此外，国外研究结果表明茄子还是蔬菜中的“抗癌强手”，其含有的龙葵碱成分能抑制消化系统肿瘤增殖，对防治胃癌有一定效果。

市面上最常见到的是长茄子和圆茄子，它们到底有什么不同呢？长茄子和圆茄子在营养上并没有太大差别，只是在口感上略有不同。长茄子皮中的水分含量更丰富，纤维也较细，所以质地柔软。而圆茄子皮中水分较少，纤维较粗，口感相对硬些。所以，烹饪时圆茄子多以炒炖为主，而长茄子多以凉拌茄为佳。

茄子做法很多，煎、炒、烹、炸都能烹调出美味，但需要选择健康的吃法。很多人做茄子时，喜欢用油炸或“过油”烧茄子，虽然美味，但高温会造成茄子中营养的严重损失，其保健作用也就大打折扣了，而且高热量、高油脂的摄入对身体也不利。因此，在茄子的所有吃法中，凉拌茄泥最有利健康。

首先，拌茄泥加热时间最短，只需大火蒸熟即可，因此营养损失最少。其次，拌茄泥用油最少，蒸熟茄子捣成泥后，只需稍微淋一些调味汁即可。最后，拌茄泥的吃法营养吸收最完全，因为它不用削皮，而茄子皮中含有大量的生物活性物质。拌茄泥的调味汁最好用橄榄油、芝麻酱、蒜泥和少许盐。需要注意的是，茄子属于性凉食物，如果最近肠胃不适，就要少食，否则会加重肠胃的负担。

茄子性凉、味甘，有清热止血、消肿止痛、祛风通络、宽肠利气等功能，所以秋季吃些茄子能降“火气”，除秋燥。秋天刚收成的茄子被称为“秋茄”，带有独特的清香，口感细嫩，因此风味比普通茄子更胜一筹。

常喝绿豆汤，解毒又保健

症状：饮食无机食物致有毒物质积存过多

妙方：多食绿豆。

药理：现代研究发现，绿豆中含有丰富的蛋白质，内服可保护胃肠黏膜。绿豆所含的蛋白、鞣质和黄酮类化合物可与有机磷农药、汞、砷、铅化合物结合形成沉淀物，使之减少或失去毒性，且不易被胃肠道吸收。

中医认为，绿豆味甘、性寒，入心、胃经，能清热解毒、消暑利尿、清热祛火。绿豆的另一大功效是解毒。

明代大医药物学家李时珍在《本草纲目》中说，绿豆能解药中的金、石、砒霜、草木诸毒。现代的《中医大辞典》也说，绿豆可解乌头、附子、砒石等药毒、酒毒和铅中毒，以及多种农药中毒。由此可知，绿豆可以解很多药物与食物中的毒性，而不是解药。现代研究发现，绿豆中含有丰富的蛋白质，内服可保护胃肠黏膜。

绿豆的解毒作用，还体现在中毒后的抢救上。如遇有机磷农药中毒、铅中毒、酒精中毒（醉酒）等，在送医院抢救的同时，可以先灌下一碗绿豆汤缓解病情。另外，经常在有毒环境下工作或接触有毒物质的人，应常食用绿豆来解毒保健。

绿豆虽然不解药，但由于它药性偏寒，脾胃虚寒者多食无益。像受寒后诱发的急性胃炎，关节炎复发冷痛、麻木、活动不利，腹部冷痛，着凉腹泻，受风后头痛，感冒初期风寒较重等情况，不论是否服用药物治疗，皆应忌食绿豆。否则，不仅会降低药物的作用，还会加重病情。

大豆的威力不可小觑

症状：雌激素偏高

妙方：多食大豆及豆制品。

药理：研究发现，大豆异黄酮能够选择性地和雌性激素受体结合，与脑、前列腺、膀胱、心血管、骨组织等受体亲和力强，与子宫、卵巢、乳腺的亲和力弱，从而有效避免了补充雌性激素可能引发的癌症风险。

大豆蛋白和动物蛋白中质量最好的鸡蛋清蛋白一样，是最优的蛋白质。国内外 20 多年大量研究发现，大豆蛋白对心血管疾病、冠状动脉硬化、骨质疏松、更年期综合征、癌症、2 型糖尿病、肾功能衰竭等都能起到明显的预防保健作用。每天食用 25 克大豆蛋白（相当于吃半斤豆腐），能够降低血液中胆固醇的含量，降低心血管病的发病率。

大豆中的大豆异黄酮和雌性激素的分子结构比较相似，能起到雌性激素的作用，却又没有雌性激素的副作用。大豆的生物活性特点是双向调节激素活性，对于雌性激素水平高的可以抑制，对于雌性激素水平低的可以促进。大豆异黄酮有预防骨质疏松的作用，尤其对女性闭经后的骨质疏松，效果更为显著，它能够大大减轻女性更年期的症状。

世界卫生组织提供了 42 个国家在 1985—1989 年的 5 年内，各种食品与前列腺癌等癌症的关系。结果表明，大豆吃得多，癌症发病率低。大豆食品能够降低很多癌症的发病率，包括乳腺癌、子宫颈癌、前列腺癌、结肠癌、肺癌等。大豆异黄酮还有利于心脏健康，可以降低人体中低密度脂蛋白的含量，软化血管，使之更有韧性。

巧用菠菜治痔疮

症状：痔疮

妙方：将清洗后的菠菜切成段放入容器中，然后倒入适量红酒（红酒要没过菠菜），再将容器密封，浸泡数小时，就可以将红酒倒出来饮用了。菠菜要每隔三四天更换一次，以保证鲜嫩有营养。容器里的红酒会越喝越少，所以要不断往里添加。泡好后，可以在晚上睡觉之前喝10毫升左右的菠菜红酒饮，不仅能减轻痔疮带来的灼痛感，还有助于睡眠。另外，多食菠菜。

药理：菠菜对于痔疮的治疗，中医典籍里早有记载。《随息居饮食谱》中记载："菠菜；开胸膈，通肠胃，润燥活血，大便涩滞及患痔人宜食之。"《本草求真》中也说："菠菜，何书皆言能利肠胃，盖因滑则通窍，菠菜质滑而利，凡人久病大便不通，及痔漏关塞之人，咸宜用之。"菠菜性凉味甘，归入肠、胃经，有活血补血、滋阴润燥、清热解毒、润肠通便的功效。

我国民间素来就有"春发"的说法，意思是许多老毛病一到春季就容易复发。痔疮就容易"春发"。中医说"冬主藏"，漫漫严冬，为了抵御寒冷的侵袭，人们吃得都比较好，人体毛孔是处于闭合状态的，加之运动量很少，热量无法散发出去，便在肠胃堆积起来。春季到来时，毛孔张开，阳气开始向外散发，当内热下注肛门，就导致痔疮疼痛难忍。

怎么清热呢？菠菜就是最好的"肠道清热润滑剂"。

夏日吃苦味食物胜进补

症状：湿热，免疫力低下

妙方：多食苦味蔬菜如苦瓜、苦菜、莴苣、蒲公英、苦丁茶和杏仁等。

药理：从中医角度讲，苦味食物皆属于寒凉性质，具有清热泻火、祛暑燥湿、生津开胃之功效，因此特别适合在炎热的夏季食用。

古代五行学说所倡导的“春多酸，夏多苦，秋多辛，冬多咸”颇有科学道理。在所有苦味食物中最典型的要数苦瓜，此外，还有苦菜、莴苣、蒲公英、苦丁茶、杏仁等。除了苦味食物，吃些凉性食物，也能起到和“吃苦”相同的作用，如西瓜、黄瓜、冬瓜、甜瓜、番茄、芹菜、生菜等都属凉性蔬菜，平时可以适当食用。

苦瓜味苦性寒，爽口不腻，人吃了以后，会感到凉爽舒适。每逢夏天，人们因炎热不思饮食之际，若以苦瓜做菜佐食，可以开胃健脾、清热解暑；如以苦瓜泡成凉茶饮用，也能解暑逸神，使烦渴顿消。

据测定，苦瓜中所含的蛋白质、脂肪、碳水化合物、维生素等，在瓜类蔬菜中都是较高的。特别是维生素 C 的含量每百克中竟高达 84 毫克，约为冬瓜的 5 倍、丝瓜的 10 倍、黄瓜的 14 倍、南瓜的 21 倍，居瓜类之冠。苦瓜是蔬菜中唯一以“苦”而独具特色的瓜果菜，其含有的苦味素可刺激胃口，增进食欲，多少年来一直作为夏令的良蔬，深受人们的喜爱。

苦瓜不仅是一种佳蔬，也是一味良药。中医认为，苦瓜有清邪热、解劳乏、清心明目、益气壮阳之功效。用它治疗胃热痛、湿热痢疾、呕吐腹泻及尿血等症颇为有效。近年来，科学家们研究还发现，苦瓜中含有类似胰岛素的物质——苦瓜苷，有明显的降血糖作用，是糖尿病患者理想的食物；苦瓜中含有气味极苦的奎宁，能抑制过度兴奋的体温中枢，起到解热作用，且对疟疾有显著疗效。

苦瓜味苦，烹调时为减轻苦味，可先把苦瓜切开，用盐腌片刻，然后炒食，这样既可减轻苦味，使苦瓜又翠又绿，还能去除里面的草酸，使风味完整；或者先把苦瓜切开，放入开水浸泡片刻，再捞出烹制，也会使苦味大大减弱。苦瓜的食法有多种，煎、煸、烧、炒、拌，素食或荤吃，都清爽可口，似苦犹甜，实为佐酒下饭之佳肴。

苦菜在我国各地均有生长，有根粗苗壮的大个头，也有细叶小棵的嫩苗儿，我国民间对苦菜没有太多的区分，但因其品种不同，口味也有所差异。作为食材，厨师对苦菜也都是一概而论，但以苦菜入馔的角色，不外乎苣荬菜、苦苣菜、苦荬菜、苦苦菜等数个品种。

祖国医学认为，苦菜性寒味苦，能清热凉血，安心益气，解毒明目。现代营养学研究表明，苦菜富含蛋白质、胡萝卜素、粗纤维、钙、磷、铁等多种营养物质，荒年可当粮，盛世宜佐餐，既是家常野蔬小菜，又是夏季食疗养生之良品。

苦菜鲜嫩爽脆，本身味苦又清香，回味甘甜。如不太喜欢苦味，可先将苦菜过水去除苦味，而后凉拌生吃，体会苦中甘甜的独特味道。把新蒜砸泥，加入香油、醋、盐搅拌，淋到鲜嫩的苦菜叶上拌匀吃，清脆爽口，酸辣鲜香，再来一瓶冰镇啤酒，炎热之中给人透心清凉，好不爽快。苦菜熟食则可炒可烧，配以豆腐、豆筋，炒制一清二白，口感细腻，是清热消暑之佳肴。苦菜过水后改刀，既可做面条配菜，也可直接和入面中做菜团子、煎菜合子，做馅包包子、包饺子也未尝不可。

莴苣，又叫莴笋、千金菜等。据宋代陶谷《清异录》记载：“呙国使者来汉，隋人求得菜种，酬之甚厚，故名千金菜，今莴笋也。”李时珍则曰：“莴菜自呙国来，故名。”

莴苣肉质洁白细腻，含有丰富的营养。据分析，每百克莴苣含蛋白质 0.6

克，脂肪0.1克，碳水化合物1.9克，钙7毫克，磷31毫克，铁2毫克，还含有多种维生素。而其叶的营养价值则更高，每百克中含钙可达110毫克，约为茎的15.6倍；胡萝卜素2.24毫克，约为茎的112倍；维生素C 31毫克，约为茎的31倍。

莴苣性凉味苦，冷食可利五脏，通经脉，开胸膈，利气，坚筋骨，去口气，白牙齿，明眼目，通乳汁，利小便，以及消食、杀虫、解蛇毒等。莴苣叶营养价值很高，不可随手弃之，可将其焯后加入调味佐料凉拌而食，或腌过晒干拌以香油蒸食；或略放盐，拌入面糊，以油炸食，都是很有风味的美食。但不论采取何种吃法，烹调莴苣都要以淡为贵，不可放盐过多，过咸则味恶。

此外，可清热降火的蔬菜还有西瓜、黄瓜、丝瓜、冬瓜、甜瓜、番茄、芹菜、生菜等，可在夏季交替着适当食用。

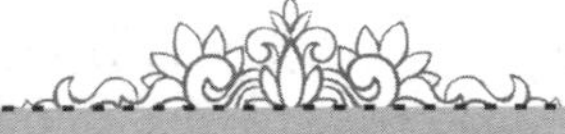

茶水巧妙预防白内障

症状： 白内障

妙方： 饮用茶水。

药理： 现代医学认为，白内障疾病是由于体内的氧化反应所产生的自由基作用于眼球的晶状体的缘故。而茶叶中所含大量的鞣酸可以阻断体内产生自由基的氧化反应的发生，茶水对白内障可以起到有效的预防作用。

研究对比发现，每日喝五杯茶的老人，患白内障的可能性较不喝茶或很少喝茶的老人低得多，并且喝一些茶的人较那些从不喝茶的老人其白内障的发病率也较低，这与茶叶中所含有大量的鞣酸有关。现代医学认为，白内障疾病是由于体内的氧化反应所产生的自由基作用于眼球的晶状体的缘故。而茶叶中所含大量的鞣酸可以阻断体内产生自由基的氧化反应的发生，茶水对白内障可以起到有效的预防作用。故此，老年人最够养成每日多喝茶的习惯，因为这样可以预防老年性白内障的发生，同时还可阻碍白内障程度的加深。

此外，应摄入足够的维生素。研究发现，维生素 C 具有防止白内障形成的作用，它可减少光线和氧对晶状体的损害。如果维生素 C 摄入不足，易于引起晶状体变性。因此，老人平时应多吃些富含维生素 C 的番茄、菠菜、洋葱、大白菜、四季豆等新鲜蔬菜和草莓、橘子、柚、橙等水果。另外，科学家指出，血液中维生素 E 含量低也会诱发白内障。因为维生素 E 降低时会增加氧化反应，易使晶体的蛋白质凝集变为混浊。饮食中适当吃些卷心菜、花菜、葵花子油、花生油、谷类、豆科、深绿色植物、肝、蛋和乳制品等，即可从中获得较多的维生素 E。

研究表明，膳食中摄入 β 类胡萝卜素和其他类胡萝卜素最多的人，较摄入最少的人患白内障的风险降低一半。膳食里含有丰富的维生素 A 可以使患白内障的风险降低 40%。β 类胡萝卜素多含于深绿色叶片的蔬菜中。此外，橙色及红色的果蔬中也较多，如番茄、桃子、西瓜及胡萝卜等。动物的肝脏、蛋奶是维生素 A 最直接的来源，油菜、菠菜、荠菜、茴香、南瓜、番茄等蔬菜中所含有的维生素 A 原也能在肝脏中转变为维生素 A。

在摄入足够维生素的同时，要补充微量元素。人视觉的敏锐程度与硒有直接关系，缺硒能诱发晶状体混浊而致白内障，这早已为科学家所证实。富含硒的食物有动物肝、肾、心、鱼虾、乳类、蛋黄、瘦肉、香菇、木耳、芝麻等。我国有研究发现，血清锌水平与白内障发病率有关，体内血清锌水平越低，白内障的发病率越高。动物性食物中，牡蛎、鱼、瘦肉，动物肝、肾，蛋类及奶制品中含锌量高，其中以牡蛎中含锌量最高，每 100 克牡蛎中含锌量达 14 毫克之多。

最后，还应多饮水，每天至少饮 1500 毫升升水。不要喝过多的牛奶，每天以 250 ~ 500 毫升为宜，因牛奶中含乳糖，会促成白内障。

多吃苹果和香蕉可预防阿尔滋海默病

症状：阿尔茨海默病

妙方：多食苹果、香蕉。

药理：果汁中的酚具有抗氧化作用，能够阻止有伤害性的物质和毒素进入神经细胞，从而保护神经细胞免遭破坏。在苹果、香蕉、橙子三种水果中，含酚最多的是苹果，其次是香蕉和橙子。人们在日常饮食中经常进食这三种水果对预防老年痴呆症很有益处。

阿尔茨海默病，是由于神经退行性变、脑血管病变、感染、外伤、肿瘤、营养代谢障碍等多种原因引起的一组症候群，是病人在意识清醒的状态下出现的持久的、全面的智能减退，表现为记忆力、计算力、判断力、注意力、抽象思维能力、语言功能减退，情感和行为障碍，独立生活和工作能力丧失。

调查显示，全球约3650万人患有痴呆症，每七秒就有一个人患上此病，平均生存期只有5.9年，是威胁老人健康的“四大杀手”之一。在中国65岁以上的老人患病率高达6.6%以上，年龄每增加5岁，患病率增长一倍，3个85岁以上的老人中就有一个患阿尔茨海默病。保守估计中国老年痴呆患者人数高达800万以上。

研究表明，多吃苹果、香蕉和橙子有助于降低罹患阿尔茨海默病的风险。苹果、香蕉和橙子是人们生活中常见的水果，不仅富含人体所需的多种维生素、矿物质和纤维，而且还含有一种抗氧化物质——酚，对人的脑神经细胞具有保护作用。

科研人员在研究这三种水果的果汁对神经细胞的作用时发现，果汁中的酚具有抗氧化作用，能够阻止有伤害性的物质和毒素进入神经细胞，从而保护神经细胞免遭破坏。在这三种水果中，含酚最多的是苹果，其次是香蕉和橙子。人们在日常饮食中经常进食这三种水果对预防阿尔茨海默病很有益处。

另外，中医辩证学认为，脑髓空虚是老年性痴呆的基本病理变化，肾气肾精亏虚是其基本病机。大量的实验和临床研究表明，老年肾虚者大多脑功能下降，大脑神经细胞减少，递质含量及递质受体数量均下降，内分泌功能紊乱，免疫功能下降，自身免疫和变态反应增加，体内自由基的容量及过氧化物随年龄增加而积累，而抗自由基损伤的物质如 SOD 含量下降。这些变化说明肾虚是老年性痴呆的重要病因。以肾虚为主要病机，以补肾填精益髓为治疗遣药，来延缓衰老，防治老年性痴呆，这是传统共识。但不管病情如何变化，肾虚始终贯穿老年性痴呆的整个病程，是其最本质的特征。临床只要以补肾填精益髓立方防治老年性痴呆，就能取得较好疗效。

在进行上述食疗的同时，要配合必要的情志治疗：鼓励老年人多参加社会活动，有轻度症状的患者应进行力所能及的体力活动，多动手动脑，稳定情绪，减少不良刺激。听音乐，读书看报，或在护理人员的指导下进行适当的益智活动。同时要进行智力训练：勤于动脑，以延缓大脑老化。有研究显示，常用脑，常做有趣的事，可保持头脑灵敏，锻炼脑细胞反应敏捷度，整日无所事事的人患痴呆症的比率大。老年人应保持活力，多用脑，如多看书，学习新事物，培养多种业余爱好，可活跃脑细胞，防止大脑老化。广泛接触各方面人群，对维护脑力有益。和朋友聊天、打麻将、下棋等，都可激荡脑力，刺激神经细胞活力。

最后就是进行必要的体育锻炼。研究表明，运动可促进神经生长素的产生，预防大脑退化。实践证明，适当的体育锻炼有益于健康，如坚持散步、打太极拳、做保健操或练气功等，有利于大脑抑制功能的解除，提高中枢神经系统的活动水平。但要循序渐进，量力而行，持之以恒，方可达到理想效果。除整体性全身活动外，还应尽量多活动手指。

痛风就喝苏打水

症状： 痛风

妙方： 饮苏打水。

药理： 痛风是长期嘌呤代谢障碍，由血尿酸增高引起。如果血中尿酸浓度长期高于饱和点，医学上称为“高尿酸血症”。血中尿酸浓度如果达到饱和溶解度，这些物质最终形成结晶体，积存于软组织中。如果有诱因引起沉积在软组织如关节膜或肌腱里的尿酸结晶释出，便会导致身体免疫系统出现过敏而引发炎症。嘌呤高的食物都是酸性极高的食物，相反，如果吃海鲜配苏打水、茶水、鲜奶、乳酸菌饮品和碱性的蔬菜、水果等，就可以中和尿酸盐溶解度，有利于尿酸排出，因而大大降低得痛风的概率。

俗话说“海鲜就啤酒，痛风跟着走”，那么，吃海鲜时配什么能大大降低患痛风的危险呢？答案就是：能够中和嘌呤的碱性食物。

痛风可以由饮食、天气变化如温度气压突变、外伤等多方面引发。饮酒容易引发痛风是因为酒精在肝组织代谢时，大量吸收水分，使血浓度加强，使到原来已经接近饱和的尿酸，加速进入软组织形成结晶，导致身体免疫系统过度反应（敏感）而引发炎症，痛风古称“王者之疾”，因此症好发在达官贵人的身上，如元世祖忽必烈晚年就因饮酒过量而饱受痛风之苦。古希腊名医希波克拉底作出结论：“太监不会得痛风，女人在更年期以后才会得痛风，年轻男性只有荒淫无度才会得痛风。”

临床上痛风多呈发作性，多由疲劳、房事不节、厚味多餐或感受风寒湿热等外邪诱发，发作时表现为某一局部剧烈疼痛，重则背不能动，或手不能举，或足不能履地，并且有日轻夜重和转移性疼痛的特点。经休息和治疗虽可好转，但时息时发，日久可致受损部位出现肿胀、畸形，恢复较为困难，甚至可出现水肿，小便不利等危重症状，所以一定要坚持治疗。

嘌呤高的食物都是酸性极高的食物，如海鲜、动物内脏、浓肉汤等。如果食用嘌呤高的食物，尤其以常食火锅汤者发病率更高。吃火锅、海鲜再加喝啤酒，促进血液中尿酸猛增，这可是雪上加霜。相反，如果吃海鲜配苏打水、茶水、鲜奶、乳酸菌饮品和碱性的蔬菜、水果，就可以中和尿酸盐溶解度，有利于尿酸排出，因而大大降低得痛风的概率。

苏打水，就是含小苏打（碳酸氢钠）的水。因水中含有解离的碳酸氢根离子，故而呈碱性。在临床工作中，内分泌科医生给痛风或高尿酸血症病人的处方，一般都含有小苏打片。喝苏打水可以起到同样或类似的作用。

就算没有吃含大量嘌呤的食物，也可以喝一些苏打水。例如胃酸分泌过多的胃病患者，多喝一些苏打水可以中和胃酸。反之，胃酸分泌过少的胃病患者，则不要大量饮用苏打水，否则会加重胃酸缺乏。

要注意的是，苏打水含有较多的钠，而减少钠（或食盐）的摄入量是治疗高血压的重要措施。所以，高血压病人最好不要喝苏打水，或者喝苏打水的同时，减少食盐的摄入量。

对于首次饮用的人来说，苏打水的口感不是很好。为了改善口感，一般易拉罐装苏打水产品要压入二氧化碳，有的还添加甜味剂和香料制成“汽水”。一些把二氧化碳压入经过纯化的饮用水，并添加甜味剂和香料，而没有小苏打成分的饮料，尽管也常自称“苏打水”，但实际上，它们只属于普通的非碱性碳酸饮料，而不具有促进尿酸排泄的功能。因此，在选择易拉罐装苏打水产品的时候，要注意看标签配料表中，是否含有“碳酸氢钠”字样。还有，一些饮水机把二氧化碳直接压入饮用水中，制成了冒着气泡的“苏打水”，这也没有中和尿酸盐作用。

此外，能够中和嘌呤的碱性食物还有鸡蛋、玉米、生菜、冬瓜、油菜、卷心菜、胡萝卜、芹菜、黄瓜、茄子、莴笋、番茄、萝卜、泡菜、西瓜等。嘌呤含量较少的食物有芦笋、菜花、扁豆、豌豆、菠菜、蘑菇、麦片、青鱼、金枪鱼、龙虾、火腿、麦麸面包等。这些都是吃火锅和海鲜的“最佳搭档”。

玫瑰花烤羊心，疏肝又解郁

症状： 抑郁

妙方： 鲜玫瑰花 50 克（或干品 15 克），羊心 50 克，食盐 5 克。将鲜玫瑰花放入小锅内，加入食盐，煎煮 10 分钟，待冷备用。羊心洗净，切成长 5 厘米、宽 3 厘米、厚约 1 厘米的小块，穿在烧签上，边烤边蘸玫瑰盐水，反复在明火上烤炙，烤熟即可。

医　理： 中医学认为，羊心有解郁、补心的功效，在这里，羊心主要是用来补人心的，此方对春季季节变化引起的忧郁、情绪波动等症状有非常好的效果。

《红楼梦》中曹雪芹塑造了家喻户晓的林黛玉，她悲剧的一生集中地表现在她的《葬花词》中。因见落花流水春逝去而悲叹自己难以实现的爱情和无依无靠的身世，把飘落满地的桃花，收集起来掩埋，并把落花喻为自己，抒发出浓重幽深的悲怨，读来不知使多少痴男怨女陪着落泪。

实际上女子伤春是一种正常的现象，可能大家都听说过“少女怀春，女人伤春”一类的俗语，就是说女子在春天的时候特别容易抑郁、伤感。那么，这是什么原因造成的呢？

在中医看来，女子属阴，春天属阳。春天是一个从阴到阳的过渡阶段，少女属于阴中之阳，能接春天阳气，体内的阳气逐渐上升，向外发散，其表现就是感情的勃发，所以叫“少女怀春”。春心萌动而不能得以释怀，所以就叫伤春。因此在古代的上巳节，男女是可以合法约会的，允许男女聚会，就是为了避免“伤春”对身体的损害，这一天是什么日子呢？就是现在的农历三月初三，已经演变成“又是一年三月三，风筝飞满天”的风筝节了，从养生的角度来看，这也是一种顺应，一种心情的放飞，一种治疗春三月产生情绪变化的良方。

当然，如果身边出现了忧郁、情绪波动、多愁善感的朋友，就要格外注意了，因为这类朋友体内阴气偏盛，抑制了阳气的升发，如果不能及时调节，与自然界同步，促进人体的阳气正常发散，就很容易患抑郁症或出现抑郁情绪。

如何调整这类情绪呢？心病还要心药医，精神的调解是防止情志病最为重要的方面。春季正值春暖花开，正是出游的大好时机，踏青问柳，游山玩水，都是调理情志的重要手段，春游且有一种与大自然融合的和谐感。除此之外，有意识地培养自己开朗的性格也很重要，一项有关长寿秘诀的调查结果显示，其中96%的寿星都是性格开朗的人。

对于情绪的抑郁，你也可通过食疗获得一定的改善。下面，就给大家介绍一道疏肝解郁的美食——玫瑰花烤羊心。这是一道源于《饮膳正要》的药膳，是一个古方了。

为什么要选用羊心呢？中医里有句话叫“肝藏血，心行之”，什么意思呢？中医学认为，动物脏器是“血肉有情之品”，“以脏补脏”，容易产生“同气相求”的效果。所以，这里的羊心主要是用来补人心的。

中医认为，心与肝的关系密切，“肝藏血，心行之”，如果心血不充盈，或心运行气血功能失司，也即心具有“主血脉”的功能失常，就难以正常运行肝脏所藏之血，久而久之，使肝气郁结，变得急躁易怒。经常愁眉不展，影响气血运行，难免心血不旺。正因为心与肝的关系异常密切，所以，人们常用“心肝”比喻最亲近、最疼爱的人。

总之，春作为四时之首，既是自然界阳气开始升发的时令，同样可以看做是养生的开始，此时，人应该本着“人与大地相应”的基本出发点，自然向上向外疏发人体之阳气，才可让我们的肝像春天的树木一样开怀舒展。

喝酸奶缓解口臭，预防牙菌斑

症状：口臭及牙菌斑

妙方：多喝酸奶。

药理：研究发现多喝酸奶可以减少受试者体内80%的硫化氢含量，而硫化氢是口腔异味的主要诱因。此外，在饮用酸奶的过程中，牙菌斑和牙龈炎的发病率也显著降低。

酸奶不但能除口臭，还能预防牙斑和牙龈炎的发生。同时，含有大量活性菌的酸奶可以帮助改善乳糖不耐、便秘、腹泻、肠炎、幽门螺杆菌感染等病症。

酸奶有助于缓解口臭的关键在于酸奶里的活性细菌，尤其是乳酸菌和喜温的链球菌。研究中，共有24名志愿者参与了这项研究，研究者们在口腔卫生、饮食和药物服用等方面对他们提出了严格的要求。他们在两周内禁食酸奶和奶酪等类似食物。然后研究者们提取了他们唾液和舌苔的样本，用于测量（口腔内的）细菌水平和能诱发异味的化合物，如硫化氢。志愿者们在接下来的六周内每天饮用90毫升酸奶。在研究快结束时，研究者们再次采集了样本。他们发现受试者口腔内的硫化氢含量降低了80%。此外，在饮用酸奶的受试者当中，牙菌斑和牙龈炎的发病率也显著降低。

频繁摄取含糖的零食是蛀牙形成的主要诱因。蛀牙给人们带来了很大的痛苦和不便。尽管这项研究仍然处于初级阶段，但毫无疑问的是，无糖酸奶是比糖果和巧克力更健康的替代品。我们应该鼓励零食爱好者们把它作为日常饮食的一部分。

不过，防治口臭的最好方法还是要养成良好的口腔卫生习惯。包括每天使用含氟化物的牙膏刷牙两次，减少含糖零食和饮料的摄入量，并定期拜访牙医。

每天吃脐橙，预防胆囊病

症状：潜在胆囊疾病

妙方：每日一个脐橙，饭后一小时吃。

药理：维生素C能够调节胆固醇转化为胆汁酸的过程。

医学界一项对1.3万名成人的调查研究显示，每日进食1~3个脐橙，可降低胆囊疾病的发病率，这与脐橙提供足量的维生素C有关。缺乏维生素C，经常会发生胆结石。那是由于，胆汁内的胆固醇过高就会形成胆结石，实验发现，维生素C能够调节胆固醇转化为胆汁酸的过程。

另外一项研究还发现，每日饮用鲜榨橙汁3杯，持续1个月以上，可增加机体血清高密度脂蛋白（对人体有益处的脂蛋白）水平。这与橙汁中含有的类黄酮和柠檬素有关，它们能促进高密度脂蛋白的增加，并增加低密度脂蛋白（对人体有害的脂蛋白）的排出。

对于血糖正常的人，每日可进食1~3个脐橙，预防胆囊疾病。糖尿病患者，在餐后血糖稳定的情况下，可在两餐之间进食一个脐橙。

需要注意的是，晨起空腹时不宜食用脐橙，因为橙子中含有大量有机酸，可能对胃黏膜产生刺激，引发胃肠不适感。去皮的脐橙和鲜榨的橙汁均应尽快食用，否则其中的维生素C等营养素可能因“暴露”在空气中过久而被破坏。

白色食物补肺气

症状：肺气不足

妙方：多进食白色食物，如白豆、白木耳、山药等。

药理：中医理论认为，白色入肺。

“气色”这个词很多人都不陌生，那么，“气色”究竟指的是什么，为何能用来衡量人的身体状况？

其实，气色这个词得拆开来看，“气”在中医学中指的就是先天的元气和脏腑经络之气，由肾中精气、脾胃水谷之气和肺中清气等组成，分布在全身各处；而“色”指的就是人的外表相貌，所谓“有诸内，必形于外”。内在的气与外在的色是存在联系的，因此曾国藩在他的相面书《冰鉴》中说：“人以气为主，于内为精神，于外为气色。”一个人的身体好坏、体内气足与不足，能从外表的脸色中一窥即知；而一个人的脸色要红润好看，最根本的就在于补气。

说到补气，很重要的一点就是补肺气。因为中医认为肺主皮毛，也就是说，肺脏通过它的宣发作用把水谷精微输出于皮毛，以滋养周身皮肤、肌肉。肺气不足不仅会影响皮肤的黯淡与粗糙，更重要的是还会引发各种病症。同时，肺与大肠还互为表里，如果肺火肃降，那么大肠也可能传导失常，导致大便困难。众所周知，便秘又会影响人体排毒，毒素在体内越积越多，各类毛病都会接踵而来。不仅如此，肺气不足还容易引发风疹、过敏等病症，如果肺热上升，痤疮、酒渣鼻、牛皮癣等症状也会缠上身。

所以，要想养出一身光滑细腻、滋润健康的皮肤，绝对不能忘了补肺气。尤其是在季节变换的时节，比如冬春之交，或者秋冬时节，天气干燥寒冷，正是肺部特别容易受到侵袭的时候。此时更应该选用一些补肺润燥的食谱，给自己的肺穿上滋润温暖的“外套”。

补肺的食物首选白色，因为按照中医理论，白色入肺，比如白豆、白木耳、山药等。除此之外，还有许多清肺补肺食物，比如白木耳、百合、鲜藕、猪肺、海蜇、柿饼、枇杷、荸荠、无花果等。有条件的还可以适当用些药膳，如清炖水鸭、百合、甲鱼、生地、黄芪煲、猪肺、党参等，或者用淮山、北沙参、麦冬、五味子煲汤，再加蜂蜜水调和，常喝有益于补肺气。比如有一道“黑木耳红枣瘦肉汤”，就非常适用于那些气虚血淤的人，尤其是面部有色斑，面色萎黄、黯黑者。黑木耳能凉血止血、健脾润肺、滑肠解毒；而红枣健脾益气，滋润肌肤；瘦肉益气养血，健脾补肺。三者合用，有洁肤去斑、美容护肤之功效。当然，一个人的肺气强弱，不仅与饮食习惯有关，也与生活习惯有关。所以女性朋友要补肺气，除了通过饮食、药膳来加以滋补，更要注意规律地生活。熬夜、抽烟等，都有可能导致“肺气弱”；生活在污染严重的环境中，也容易使肺部受到侵袭。所以，要使肺气充足，不良的生活习惯一定要摈弃，不健康的生活环境也应该加以改善。

除了注重饮食和生活规律之外，还要保持乐观愉快的心情，俗话说“过悲伤肺、过怒伤肝”，如果性格过于悲观，遇到一点小事就伤感，导致肺气滞，也很可能伤到肺腑，从而导致肺气不足。气弱又会影响一个人的情绪，更容易受到外物的影响，从而形成更加多愁善感的恶性循环。所以，要补肺气，保持乐观向上的心态很重要。只有做到了以上这些，才能养足肺气，走到哪里都会被人夸一句“气色好”。

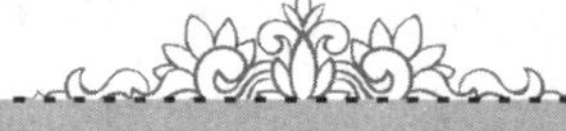

用葱姜巧治肩周炎

症状：肩周炎

妙方：用老生姜、葱头各250～400克，捣烂如泥，用文火（即小火）炒热后加高度白酒再炒片刻。睡前趁热（以能忍受为度）敷在疼痛处，再用毛巾或布条包紧。第二天早上取下，到晚上再炒热继续敷。一剂药可用 3～4 个晚上。

药理： 老生姜即是中药的干姜，性热、味辛，有温经散寒的作用;葱头辛温，能散寒解表，温通阳气；白酒大辛大热，能散寒活血通经。三者混合，加用文火，更助热性，更能发挥温阳散寒、活血通经、止痛消肿的功效，能及时改善局部血液循环，同时使毛细血管通透性降低，加速炎症渗出物吸收和消散，产生缓解疼痛、消除炎症、增加肩关节周围韧带、三角肌肌肉组织肌肉血氧交换的饱和度、肌肉保护肩关节等效应。

肩周炎是以肩部疼痛和活动障碍为主要症状的疾病，以往多发生于 50 岁左右中老年人群，所以俗称“五十肩”。但是，近来原本只有中老年人才能得的“五十肩”，也开始蔓延到 30 岁左右的年轻白领一族。这些人由于工作时长期坐在电脑前，肩关节的活动相应减少了，尤其是上肢长期靠在身旁垂于体侧，已经成为肩周炎最主要的诱发因素。

小白由于长期伏案工作，又缺乏体能上的锻炼，患上了肩周炎，甚为痛苦。严重时手臂不能上举，有时夜间因翻身移动肩部而被痛醒。肩周炎是以肩关节疼痛和活动不便为主要症状的常见病症，女性发病率略高于男性，多见于体力劳动者，常因天气变化及劳累而诱发，以后逐渐发展为持续性疼痛，并逐渐加重，昼轻夜重。

肩周炎按形成原因分为原发性和继发性两种。肩关节是人体全身各关节中活动范围最大的关节。其关节囊较松弛，关节的稳定性大部分靠关节周围的肌肉、肌健和韧带的力量来维持。由于肌腱本身的血液供应较差，而且随着年龄的增长而发生退行性改变，加之肩关节在生活中活动比较频繁，周围软组织经常受到来自各方面的摩擦挤压，故而易发生慢性劳损并逐渐形成原发性肩周炎。

不管是何种肩周炎，都应及时预防和治疗。

需要指出的是，在外用老生姜和葱头妙方的同时，应积极配合肩部的功能锻炼，适当加强肩部的按摩和活动。这样结合治疗，能加强温阳散寒、疏通经络、分解粘连、活血止痛的功效，最终达到改善肩关节的活动功能、治愈肩周炎的目的。还可以通过拉毛巾治肩周炎。即拿一条长毛巾，两只手各拽一头，分别放在身后，一手在上一手在下，像搓澡一样先上下拉动，再横向拉动，反复进行，每次 15 分钟。刚开始可能活动受到一些限制，应循序渐进，动作由小到大并由慢到快，每天早、中、晚各做一次。只要持之以恒，肩周炎的症状就会得到控制和改善。

对于那些没患此病的久坐人士来说，可以通过打羽毛球来预防肩周炎。这是因为在挥拍击球、发球、扣球、正反手接球时都在最大限度地运动肩关节，当然也包括肘、腕及手关节。打羽毛球的各种姿势中，有一个使用最频繁的动作，即高抬一手用力扣杀，此时肩关节充分处于前屈、外展、外旋状态，最能发挥肩关节的功能，也最有利于治疗肩关节因活动不足而导致的功能障碍。

生姜辣椒水的妙用

症状：腰椎间盘突出

妙方：将辣椒与生姜切碎，放入开水中煮上 10 分钟，然后用毛巾汲水热敷患处，每日早晚各 1 次，2 周后即可见效。

药理：热量能加速腰椎部的血液循环，将炎性物质运走，从而加快局部的新陈代谢，让椎间盘尽快萎缩、体积变小。腰椎间盘突出发病时腰部肌肉会出现反射性痉挛与收缩，非常不利于血管的扩张与血液循环，而热敷正好可以让腰肌放松下来，加速病状愈合。另外，妙方中的辣椒含有辣椒素，而辣椒素能消炎止痛，生姜亦如此，同时，它们能加速血液循环。腰部有许多穴位，通过热敷还可以刺激到穴位，达到针灸的目的。因此，用热疗法不仅能根治其病，还能使病程缩短。

腰椎间盘突出症又名腰椎间盘纤维症或髓核突出症，是临床常见的腰部疾患之一。椎间盘是由髓核和纤维环及软骨板三部分组成，人们步入30岁以后，椎间盘各部分都有不同程度的退行性和改变，其弹性和韧性都随之下降，若在劳动或体育活动时腰部遭受扭闪和撞击，抬重物时用力过大、过劳等受伤而引起椎间盘纤维破裂，髓核组织从破裂口脱出，刺激或压迫脊髓神经根而产生腰腿串通，即腰腿伴根性坐骨神经痛等症状。由于本症以腰腿疼痛为主，所以中医称为损伤腰痛。腰椎间盘突出主要是在髓核脱出，一旦突出后就会刺激腰椎神经根，同时造成积液，局部循环机制受到影响，无法靠人体自身能力吸收代谢，中医称之为痹症，长此以往形成堆积钙化。进一步加重神经压迫和刺激，则会造成严重后果。

牵引治疗是一种比较有效的减压措施，通过物理形式拉申脊椎，达到减压目的。但有时则会将已形成粘连的组织强行拉开，造成更大的肌体损伤，所以不建议盲目使用。手术治疗的方法，主要是切除软骨板或清除压迫神经的髓核组织，实行减压。其方法确实可以在短时间内解除痛苦，拍片后脊椎无异常，但实际并没有解决纤维组织无力的根本问题。根据患者具体纤维组织退化程度而定，一段时间后，突出症状即会复发，因此造成了长期以来患者对手术治疗所反映的复发率高的评价。

中医理论在于以恢复纤维组织弹性为治疗基础，彻底恢复患者机体机能为目的，而非单纯解决暂时的疼痛问题。内服药物通常作用比较缓慢，因内服需通过肝脏吸收，进入血液循环到达患处，药物作用已大量衰减。而大量临床证明，使用外敷方法，通过皮肤毛孔渗透而直达病灶，可以把药效损失控制在最小范围。那么，用外敷中药的方法恢复机能，软化占位组织，促进局部循环机能及恢复局部受阻的代谢机能，使占位组织得以吸收和排泄，是可以有效地治疗椎间盘突出的。

将辣椒与生姜切碎放入开水中煮 10 分钟后用毛巾汲水热敷患处，2 周后即可见效，其药理在于，热量能加速腰椎部的血液循环，将炎性物质运走，从而加快局部的新陈代谢，让椎间盘尽快萎缩、体积变小。

腰椎间盘突出疼痛时期，应该注意以下几点。

1. 睡硬板床。睡硬板床可以减少椎间盘承受的压力。

2. 注意腰间保暖，尽量不要受寒。白天腰部戴一个腰围（护腰带），加强腰背部的保护，同时有利于腰椎病的恢复。

3. 平时不要做弯腰又用力的动作（如拖地板……），急性发作期尽量卧床休息，疼痛期缓解后也要注意适当休息，不要过于劳累，以免加重疼痛。

4. 平时提重物时不要弯腰，应该先蹲下拿到重物，然后慢慢起身，尽量不弯腰。

5. 平时在饮食上多吃一些含钙量高的食物，如牛奶、奶制品、虾皮、海带、芝麻酱等，豆制品也含有丰富的钙，经常吃有利于钙的补充。还要注意营养结构的合理。

木瓜汁治好风湿病

症状：类风湿性关节炎

妙方：用木瓜汁敷患处。

药理：类风湿性关节炎属于免疫系统疾病，其实质是免疫细胞敌我不分，自相残杀，导致免疫细胞整体质量下降，无法维持自身应有的活力，使得关节反复出现炎症、疼痛、肿胀。治疗类风湿性关节炎的根本手段在于提高免疫力，才能避免关节坏死导致残废或者引发其他致命疾病。木瓜中的有效成分刚好起到了提高免疫系统自主神经自我调节的能力。

风湿性关节炎是免疫系统疾病，主要侵犯患者关节的内膜，引起疼痛、僵硬和炎症的发生，最终导致关节变型残废。风湿性关节炎多发于女性患者，年龄在30至40岁最容易患病。疾病经常伴发可怕的并发症，如心脏病。

中医对风湿性关节炎的介绍自古便有。我国《黄帝内经》把风寒湿三气合称为痹。因为风湿病大多累及关节而引起疼痛，所以风湿性关节炎一词一直沿用至今。在中医看来，类风湿是正气、阳气不足，复感风、寒、湿邪所致。既然如此，我们，我们不妨采用艾灸的疗法，因为艾有温经、去湿、散寒、消炎的作用，能直接给人体补充阳气，提高人体正气，驱邪补正，从而达到良好的效果。艾灸也避免了许多调节免疫机能的西药存在的毒副作用。

既然风湿是以感受风、寒、湿三邪为主，我们主张用木瓜汁敷法治疗。宋代名医许叔微在《本事方》中记载一则有趣的故事：安徽广德顾安中外出，偶然腿脚肿痛，不能行走，只好乘船回家。在船上，他将两脚放在一包装货的袋子上，下船时突然发现自己腿脚肿胀疼痛竟然好了许多，感到十分惊奇，就问船家袋中装的是何物?船家回答是木瓜。顾安中回家后，就买了一些木瓜切片，装于袋中，每日将脚放在上面，不久，他患的腿脚病就痊愈了。这一记载说明，木瓜确有治疗风湿痹痛的神奇功效。

木瓜性温味酸涩，有香气，入肝、脾经，具有平肝、舒筋、活血、通络、化湿、和胃的功效，为治腿痛、转筋、湿痹、脚气的要药，多用于治疗风湿性关节炎、腰膝酸痛、脚气肿胀、小腿肌肉痉挛等症状。

此外，还可以艾灸，但需要专业人士指导。具体做法是：拿一根药艾条，点燃后悬空在腹部的关元、气海穴和腰部的肾俞穴及腿部的足三里穴上方，以不太烫为妙。每个穴位艾灸20分钟，每日艾灸2次，具体时间可自行决定。其药理在于类风湿是正气、阳气不足，复感风、寒、湿邪所致，而艾有温经、去湿、散寒、消炎作用，因此艾灸相关穴位可以补充氧气，祛除邪气，赶走风湿。

狐臭烦人，试试番茄汁

症状：狐臭

妙方：取番茄汁600毫升，浸泡腋下，每次30分钟，每周3次。

药理：番茄性凉，也有清热解毒的功效，而且，番茄碱有抗真菌作用，能抑制真菌。

狐臭，又称腋臭，为一种刺鼻难闻的特殊臭味从腋下发出的皮肤病，属于常见的一种局限性臭汗症。由于腋下大汗腺分泌液中挥发性脂肪酸可散发出特殊的臭味，或因该部位各种细菌与大汗腺分泌液中的有机物起作用而产生的不饱和脂肪酸所致。大汗腺的分泌功能受性腺内分泌素的影响，因此，大汗腺在青春期才开始分泌活动，且常常在夏季加重，到老年时由于性腺内分泌功能减退，臭汗症可逐渐减轻或自愈。腋臭多见于大汗腺分泌旺盛的青壮年，尤以女性为多，月经期前后及怀孕期更为厉害，每当受热、饮酒、情绪激动时会加重，加之之夏季天气炎热，汗液增多，臭味也加重。本症多有家族史，且腋臭者外耳道内可有流质盯狞。此外，腋臭可并发局部炎症、化脓性汗腺炎和腋毛癣病等。

青年男女体表腺体分泌物较其他人群高，尤其是油性皮肤者，身体异味比一般人要强烈得多。此外，女性的体表分泌腺比男子多50%以上，这些腺体集中在乳房、腋窝、肛门以及肚脐周围，青春期发育旺盛，并在精神因素、激素水平、环境气候等因素的调节下分泌一些腺体。这些腺体的分泌，常使女性身上某些局部形成潮湿温暖环境，成为细菌的“培养基”，促使细菌的生长与分解，产生身体异味。

个人卫生与身体的气味有密切关系，不良生活卫生习惯往往导致体臭。人体有许多不利于清洁的地方，如乳房下、腹股沟、腋窝、脐部等处有很多皱折，而且分泌液较其他部位多。许多青年男女喜欢穿紧身衣、牛仔裤等，导致皮肤与衣服紧贴，阻止了分泌液的挥发，使这些局部温度高、湿度大，一些细菌便在这里滋生、分解，并产生特殊的异味。

中医在治疗腋臭方面具有很大的优势，一般只需外抹，不需像西医一样手术治疗，那意味着高创伤、高费用、高复发、痛苦大且易感染。

腋臭并不完全是先天造成的，后天的环境也很重要。随着全球文明与工业化的到来，大气已经不是以前的大气了，是某种程度的“毒气”，伴有各种灰尘、病菌，再加上人们生活节奏越来越快，常常忽视了对自身的清洁、保养，由此引发腋臭很正常。因此，不管是治疗还是预防，平日一定要勤洗澡，勤换衣服，尤其在出汗以后一定要洗澡，因为人体出汗时更容易导致真菌的培植，另外，对刺激类的饮食要控制。

得了灰指甲，陈醋大蒜来帮忙

症状：灰指甲

妙方：取20瓣大蒜，除去外皮，切碎或捣烂，放入带塞广口玻璃瓶中。加入10%的醋酸150毫升（也可用食用醋代替），浸泡一天，即可使用。将病指甲浸入温水5分钟，把指甲泡软，用剪刀剪去或刮去可以除去的病指甲，将病指甲插入大蒜浸液15分钟。每日3次，一周即可见效。如未痊愈，可按上法再治一个疗程。

药理：蒜醋结合能更好的杀死真菌。至于玻璃瓶的选择是为了避免醋酸与金属发生化学反应刺激皮肤。当然，陶瓷容器也可以。

甲下的真菌在甲受轻微外伤后进入甲板进行生长繁殖，它们一方面将甲组织作为营养源，另一方面破坏甲的正常结构，造成成各种主观及客观的甲损害。家族史、潮湿环境、营养不良、免疫低下等为易感因素，外伤、特别是不当的美甲、应用公共修甲工具、穿公共拖鞋等可感染此病。

真菌在甲板生长后可分泌蛋白酶分解角质，破坏甲组织，导致甲形态、质地、颜色改变，其代谢产物可刺激甲小皮、加床、甲皱襞等组织，形成一系列病理改变，严重者可致血管炎，引起指端坏死。

真菌在自然界分布广泛，绝大多数对人有利，如酿酒、制酱、发酵饲料、农田增肥、制造抗生素、生长蘑菇、食品加工及提供中草药药源(如灵芝、茯苓、冬虫夏草等，都是真菌的产物或本身或利用真菌的作用所制备的)等。对人类致病的真菌分浅部真菌和深部真菌，浅部真菌侵犯皮肤、毛发、指甲，为慢性，对治疗有顽固性，但影响身体较小；深部真菌可侵犯全身内脏，严重的可引起死亡。此外有些真菌寄生于粮食、饲料、食品中，能产生毒素引起中毒性真菌病。

真菌对干燥、阳光、紫外线及一般化学消毒剂有耐受力，但充分暴露于阳光，紫外线及干燥情况下大多数真菌可被杀死，且对 2.5%碘酒，10%福尔马林都敏感，所以一般可用福尔马林熏蒸被真菌感染的房间。真菌对热敏感，一般在60℃下 1 小时可杀死真菌菌丝和孢子。

陈醋和大蒜最能有效杀死真菌。也可以用药棉蘸大蒜浸液敷在病指甲上。浸入或敷上大蒜浸液，有时病甲感到有点疼痛，应坚持下去。如果脚趾甲患有灰指甲，用此法同样有效。大蒜浸液可长期保存，反复使用。用此法治脚癣也有效果。

注意事项：每次搽药前一定要用热水浸泡病甲，使药力直达病所，以加速药效；在治疗期间，切忌用冷水洗患部，保持鞋袜干燥和清洁；如果工作或生活中无特殊需要，请适时地放松脚部，减少患病概率；不用过多担心，灰指甲是完全可以治愈的，请大家坚持！

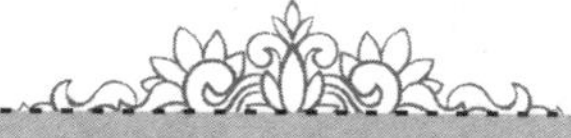

神奇的醋

症状：免疫力低下

妙方：天天吃醋

药理：人体消化的过程会把淀粉分解为葡萄糖，蛋白质分解为氨基酸，脂肪分解为甘油与脂肪酸。这些分解过程需都要依靠有机酸与酶才能有效“燃烧”。醋在其中扮演着重要角色。

酿造醋是一种充分发酵过的食品，含有非常丰富的营养成分，包括酶、矿物质、有机酸、醋酸菌、维生素、氨基酸等——都是人体非常需要的营养素。

以酶来说，当食物进入口腔，唾液会立即产生一种酶，将淀粉分解为糖。食物进入胃部，酶就会将蛋白质作阶段性分解；接下来是小肠，其中的酶可分解蛋白质与脂肪。这些经过分解的养分，会供给人体所需的能量。原则上，人体的内脏器官会自行制造酶，但是如果体内的环境与器官机能状况不佳时，就会失去其功能，可见酶对消化的重要性。

大部分的食物都需要依靠酶的帮助，才能被消化吸收。酿造醋中含有丰富的活性酶，当酶与氨基酸结合，即可帮助细胞进行新陈代谢，促进造血与激素分泌，进而增加肌肉的张力与紧实，对人体确实有很大的帮助。

矿物质是人体制造酶、血红素、激素（包括胰岛素）的重要原料。矿物质在人体内不能自行合成，必须通过膳食进行补充。如果体内矿物质不足，身体的机能就会受影响。矿物质的种类很多，缺少矿物质会使身体的机能失调，引起过敏或其他不适。例如，铁是血红素、细胞色素及肌红蛋白的主要成分，如果缺乏将会导致血液里的血红蛋白不足，人就会罹患贫血，容易疲倦，活动机能衰退。镁能够抑制因为刺激而产生兴奋的神经与肌肉。人体的镁如果不足，则容易引发心悸，造成心脏病。此外，钾、钠、锌、碘、铬、磷、锗等矿物质元素也都是人体需要的元素，缺乏时会使身体的某些机能失调。

许多人都以为醋是酸性食品，只敢用少许来调味，不敢拿来当饮料大量饮用，因而错失了醋的妙用。

我们认为，辨别食品的酸碱性，并不是用味觉，而是要经过灼烧后再用溶液或试纸测试。经过科学实验证明，醋虽然喝起来是酸味的，但是经过体内“燃烧”之后，能在 2 小时内分解排除血液中的乳酸与丙酮酸，使血液恢复正常的弱碱性，所以，醋确实是碱性食品，也是活力之泉。

英国医学博士汉斯·科柏研究指出，人体消化的过程会把淀粉分解为葡萄糖，蛋白质分解为氨基酸，脂肪则分解为甘油与脂肪酸。分解过程需要依靠有机酸与酶才能有效“燃烧”。醋在其中都扮演重要角色。

日本医学博士中山贞南先生的研究显示，醋能防止体液酸性化，使之保持在弱碱性的状态，促进新陈代谢、防止肥胖、消除肌肉与关节的酸痛、改善食欲、治疗便秘、降低血压、消除心悸与气喘、缓和糖尿病带来的不适等。

综上，酿造醋对身体的确有卓越的保健效果。

患了白内障，试试这个方子

症状：白内障

妙方：饮用茶水。

药理：现代医学认为，白内障疾病是由于体内的氧化反应所产生的自由基作用于眼球的晶状体的缘故。而茶叶中所含有的大量的鞣酸可以阻断体内产生自由基的氧化反应的发生，茶水对白内障可以起到有效的预防作用。

白内障是晶体老化过程中逐渐出现的退行性改变。患者自觉眼前有固定不动的黑点，呈渐进性、无痛性视力减退，并可有单眼复视、多视和屈光改变。中医认为白内障形成与肝肾阴亏、精血虚衰，或脾胃虚弱，气血不足，致使精、液、血、气生化之源亏乏，不荣清窍，眼目失养而致病。下面介绍此病的饮食调理及妙方。

治疗白内障，首先要在饮食上做调理。例如，多吃含类叶红素的食物。血液中类叶红素最少者，患白内障的可能性增加5~6倍。深色、红色、黄色、橙色的胡萝卜、辣椒等蔬菜瓜果含类叶红素丰富。类叶红素具有抗氧化作用，能使晶体保持透明状态，人体缺乏类叶红素时，易引起晶体混浊而导致白内障。再如补充抗氧化物质。抗氧化物质有β-胡萝卜素、维生素C等。白内障和其他老年人出现的身体障碍一样，其实是一种维生素缺乏症，更确切地说，这是一种抗氧化物质的缺乏症。研究表明，菠菜是已知预防白内障最好的蔬菜，原因是菠菜中含有丰富的抗氧化物质。研究指出，美国摄入维生素C最少的1/3的人群中，患白内障的比率是摄入最多的1/3人群的14倍。经检测分析表明，人眼中的维生素C

含量比血液中大约高30倍，随着年龄增长，吸收不断下降，晶状体营养不良，维生素C含量明显下降，引起晶体变性混浊而致白内障。在1400名年龄为40~70岁的人群中，摄入较多抗氧化物者，患白内障的危险相对较小；同时每周至少服1次复合维生素片剂者，在他们老年时患白内障的危险性比不服用维生素补充物者要小。含维生素C丰富的食物有：芦笋、豌豆、毛豆、菠菜、番茄、马铃薯、橘子、橙子、葡萄、草莓、柠檬、西瓜、木瓜、菠萝、猕猴桃、绿茶等。补充维生素和矿物质除上述抗氧化维生素β－胡萝卜素、维生素C之外，那些获得最少维生素E补充者患白内障的机会增加3倍。另外，在摄入足够维生素的同时，还要补充微量元素。人视觉的敏锐程度与硒有直接关系，缺硒能诱发晶状体混浊而致白内障，这早已为科学家所证实。富含硒的食物有动物肝、肾、心、鱼虾、乳类、蛋黄、瘦肉、香菇、木耳、芝麻等。我国有研究发现，血清锌水平与白内障发病率有关，体内血清锌水平越低，白内障的发病率越高。动物性食物中，牡蛎、鱼、瘦肉、动物肝、肾、蛋类及奶制品中含锌量高，其中以牡蛎中含锌量最高，每100克牡蛎中含锌量达14毫克之多。

还有就是多饮绿茶。研究对比发现，每日喝5杯茶的老人，他们患白内障的可能性较不喝茶或很少喝茶老人要小得多，并且多少喝上一些茶的人较那些从不喝茶的老人其白内障的发病率也较低。这与茶叶中所含有的大量的鞣酸有关。绿茶中的茶多酚是一类含有多酚羟基的化学物质，极易被氧化成酯类而提供质子H，故其有显著的抗氧化特性。茶多酚的抗氧化能力是维生素E的18倍，是维生素C的3~10倍。诸多的医学实验已经证明，茶多酚这种强抗氧化能力可以在体内消除自由基，而白内障是自由基作用于眼球的晶状体的缘故。

最后，还应多饮水，每天至少饮1.5升水。不要喝过多的牛奶，每天以250～500克为宜，因牛奶中含乳糖，会促成白内障。

老花眼多吃黑豆和蜂蜜

症状：老花眼

妙方：多食醋泡黑豆及蜂蜜。

药理：黑豆中富含抗氧化成分——花色素和对眼睛有益的维生素 A。其中陈醋能促进黑豆中的营养元素溶出，有助于高效摄取营养成分。同时，黑豆与蜂蜜能滋补肝肾。

老花眼在医学上又称老视,多见于 40 岁以上，晶状体硬化，弹性减弱,睫状肌收缩能力降低而致调节减退，近点远移，故发生近距离视物困难，这种现象称为老视。

其实，老花眼是人体生理上的一种正常现象，是身体开始衰老的信号。随着年龄增长，眼球晶状体逐渐硬化、增厚，而且眼部肌肉的调节能力也随之减退，导致变焦能力降低。因此，当看近物时，由于影像投射在视网膜时无法完全聚焦，看近距离的物件就会变得模糊不清。即使注意保护眼睛，眼睛老花的度数也会随着年龄增长而增加，一般是按照每 5 年加深 50 度的速度递增。根据年龄和眼睛老花度数的对应表，大多数本身眼睛屈光状况良好，也就是无近视、远视的人，45 岁时眼睛老花度数通常为 100 度，55 岁提高到 200 度，到了 60 岁左右，度数会增至 250 ~ 300 度，此后眼睛老花度数一般不再加深。

不少 40 刚出头的人眼睛老花之后，因为不服老而硬撑着不肯戴老花镜来矫正视力，这样反而加重眼睛负担。老花眼患者如果不戴眼镜，即使勉强看清近方目标，也会由于强行调节、睫状肌过度收缩，产生种种眼睛疲劳现象，如头痛、眉紧、眼痛、视物模糊等视力疲劳症状。

对于人体衰老的规律，中医在2000多年前就有认识。老花眼主要缘于脾胃肝肾的自然衰老，脏腑精气不能上输营养目瞳。枸杞子为补益肝肾的要药，也能明目；菊花可以清肝明目，两者配合，一清一补，标本兼顾，对眼睛有明显的保护作用。

此外，再给大家推荐一个妙方，即多吃黑豆和蜂蜜，方便的话，将黑豆用醋泡着吃。其药理在于，黑豆中富含抗氧化成分——花色素和对眼睛有益的维生素A。其中陈醋能促进黑豆中的营养元素溶出，有助于高效摄取营养成分。同时，黑豆与蜂蜜能滋补肝肾。

醋泡黑豆做法非常简单，首先准备一个平底锅，放入黑豆，但不放油，用中火炒5分钟左右，等黑豆皮迸开后，改为小火，再炒5分钟，注意不要炒糊。将炒好的黑豆晾15分钟后，放入带盖子的干净容器中，之后加入陈醋，浸泡2个小时左右，陈醋被黑豆吸收后，食用即可。

醋泡黑豆除了能帮助抑制视力下降外，对治疗慢性疲劳、寒症、肩膀酸痛、高血压、高胆固醇等也很有效，这些都是职场人士最容易得的疾病。

醋泡黑豆做好后当天就可食用，放入冰箱可以保存半年，因而可每次多做一些。黑豆本身具有天然的甜味，醋泡黑豆味道醇和，比较好吃。如果不喜欢醋的酸味，还可以加入少量的蜂蜜。

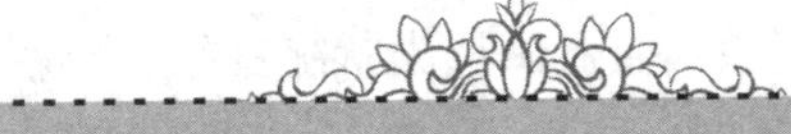

薏米红豆粥，祛湿又健脾

症状：体内有湿气

妙方：常吃薏米红豆粥。

药理：体内湿气是人生病的根源，祛除湿气非常简单，就是常吃薏米红豆粥。

体内湿气是人生病的根源，祛除湿气非常简单，就是常吃薏米红豆粥。湿邪是造成现代各种慢性、顽固性疾病的根本，而薏米红豆汤是治湿邪最好的药。做法是将薏米、红豆每次一样抓一把，洗净后放在锅里加水熬，熬好后就是祛湿健脾的佳品了。

薏米红豆粥有个好处，就是怎么熬都不会发黏发稠，底下总是熬烂了的红豆和薏米，上面是淡红色的汤，而薏米和红豆的有效成分大半都在汤里。至于功效，那真是非同小可。薏米，在中药里称“薏苡仁”，《神农本草经》将其列为上品，它可以治湿痹，利肠胃，消水肿，健脾益胃，久服轻身益气。红豆，在中药里称作为“赤小豆”，也有明显的利水，消肿，健脾胃之功效，因为它是红色的，红色入心，因此它还能补心。现代人精神压力大，心气虚，饮食不节，运动量少，脾虚湿盛。既要祛湿，又要补心，还要健脾胃，非薏米和红豆莫属。将其熬成粥，意在使其有效成分充分吸收，同时不给脾胃造成任何负担。

在中医看来，肥胖也好，水肿也好，都意味着体内有湿。水液不能随气血流动，滞留在人体细胞之间，使人体迅速膨胀起来。水肿如此，肥胖也是如此，只不过是程度有深有浅而已。祛湿性极强的药物或食物能祛除这些滞留在人体的水液，也就能消肿。所以，治疗水肿必用红豆，而实践证明，薏米红豆粥具有良好的减肥功效，既能减肥，又不伤身体，尤其是对于中老年肥胖者，效果尤其好。

大米长在水里，含有湿气，湿性黏稠，所以大米一熬就稠了。红豆和薏米都是祛湿的，本身不含湿，所以它们怎么熬都不稠，汤很清。中医恰恰是利用了它这种清的性质，来把人体的湿给除掉，一旦加进去大米，就等于加进去了湿气，所以整个粥就稠了。虽然味道可能更好了，但对于养生来说并非好事，就因为那一把大米，所有的红豆、薏米就都白费了，功效全无。

还有一点需要说明一下，孕妇要是自我感觉没有很重的湿邪最好慎用或忌用薏米，但可用红豆，我们可以给薏米红豆汤做一个减法，减去薏米，再根据上面的思路做加法，可以适量加些大枣百合枸杞等其它的品类。同样能做成既能去湿，又有其他效果的汤来。

薏米因含有多种维生素和矿物质，有促进新陈代谢和减少胃肠负担的作用，可作为病中或病后体弱患者的补益食品，经常食用薏米食品对慢性肠炎、消化不良等症也有效果。薏米能增强肾功能，并有清热利尿作用，因此对浮肿病人也有疗效。经现代药理研究证明，薏米有防癌的作用。其抗癌的有效成分中包括硒元素，能有效抑制癌细胞的增殖，可用于胃癌、子宫颈癌的辅助治疗。健康人常吃薏米，能使身体轻捷，减少肿瘤发病机会。薏米中含有一定的维生素 E，是一种美容食品，常食可以保持人体皮肤光泽细腻，消除粉刺、色斑，改善肤色。并且它对于由病毒感染引起的赘疣等有一定的治疗作用。薏米中含有丰富的维生素 B1，对防治脚气病十分有益。

大米饭巧治类风湿性关节炎

症状：类风湿性关节炎

妙方：取热的大米饭适量，加入食盐（大米饭与盐的比例为 4∶1，即 4 份大米饭拌 1 份食盐），一起捣匀为膏状，将其放在碗内，置于热水中加温，趁热把盐饭膏敷在肿痛的关节部位，四周均匀摊平，外用一层塑料纸覆盖，再用纱布或干净的布包缠，一般在睡前敷，第 2 天早晨起床时取掉，每日 1 次。严重者可在午间加用 1 次，连续敷 7～14 日，即节肿胀逐渐消失。

药理：食盐的主要成分是氯化钠，还含有少量硫酸钠和硫酸镁等杂质，但都属于盐类化学物质，用高盐量的饭膏敷关节肿痛处，可使该处形成高渗状态，促使关节组织滑膜内的液状物质渗出皮肤外，逐步消除关节肿胀，肿胀改善了，关节腔内压力也随之减小，疼痛自然好转；大米饭黏软，是外敷治疗的良好赋形物，能保护皮肤，使皮肤免于因食盐的刺激而受损伤。

风湿性关节炎是免疫系统疾病，主要侵犯患者关节的内膜，引起疼痛、僵硬和炎症的发生，最终导致关节变型残废。风湿性关节炎多发于女性患者，年龄在30～40岁最容易患病。疾病经常伴发可怕的并发症，如心脏病。

中医对风湿性关节炎的介绍自古便有。我国《黄帝内经》把风寒湿三气合称为痹。因为风湿病大多累及关节而引起疼痛，所以风湿性关节炎一词一直沿用至今。在中医看来，类风湿是正气、阳气不足，复感风、寒、湿邪所致。既然如此，我们，我们不妨采用艾灸的疗法，因为艾有温经、去湿、散寒、消炎的作用，能直接给人体补充阳气，提高人体正气，驱邪补正，从而达到良好的效果。也避免了目前许多调节免疫机能的西药存在的毒副作用。

既然风湿是以感受风、寒、湿三邪为主，我们主张用盐饭膏敷法治疗。具体做法是，取热的大米饭适量，加入食盐（大米饭与盐的比例为4∶1，即4份大米饭拌1份食盐），一起捣匀为膏状，将其放在碗内，置于热水中加温，趁热把盐饭膏敷在肿痛的关节部位，四周均匀摊平，外用一层塑料纸覆盖，再用纱布或干净的布包缠，一般在睡前敷，第2天早晨起床时取掉，每日1次。严重者可在午间加用1次，连续敷7～14日，即可见关节肿胀逐渐消失。其药理在于，食盐的主要成分是氯化钠，还含有少量硫酸钠和硫酸镁等杂质，但都属于盐类化学物质，用高盐量的饭膏敷关节肿痛处，可使该处形成高渗状态，促使关节组织滑膜内的液状物质渗出皮肤外，逐步消除关节肿胀，肿胀改善了，关节腔内压力也随之减小，疼痛自然好转；大米饭黏软，是外敷治疗的良好赋形物，能保护皮肤，使皮肤免于因食盐的刺激而受损伤。

在采用盐饭膏敷法治疗的同时，还可以每天吃几个药用木瓜，亦称铁脚梨，为我国特有的野生果，因它产于安徽宣城（古称宣州），故称其为“宣木瓜”。而平时食用的木瓜，即水果店里的木瓜，因其产于热带美洲，属舶来品，我国自古习惯将国外称番地、番邦，故名其为“番木瓜”，国内主要产于广东、海南、台湾等地。宣木瓜和番木瓜原植物种类完全不同，因此，其性味、功效亦不相同，应予区别。

宣木瓜性温味酸涩，有香气，入肝、脾经，具有平肝、舒筋、活血、通络、化湿、和胃的功效，为治腿痛、转筋、湿痹、脚气的要药，多用于治疗风湿性关节炎、腰膝酸痛、脚气肿胀、小腿肌肉痉挛等症状。

番木瓜性微寒味甘平，具有健脾胃、助消化、润肺燥、除热痰、通乳汁、利二便和防止肌肤老化、去黑斑雀斑等功效，此外，还具有抗菌、杀虫、消炎的作用。

现代药理研究表明，木瓜含有丰富的糖类、蛋白质、脂肪、矿物质、胡萝卜素、维生素 A、维生素 B、维生素 C、维生素 E 以及黄酮类、果胶、皂苷、木瓜蛋白酶、木瓜碱、苹果酸、枸橼酸、酒石酸等成分。木瓜的消炎止痛功效主要是靠木瓜中的木瓜苷来实现的。除了消炎止痛，木瓜还具有免疫调节作用。文章开头已经提到，类风湿性关节炎属于免疫系统疾病，其实质是免疫细胞敌我不分，自相残杀，导致免疫细胞整体质量下降，无法维持自身应有的活力，使得关节反复出现炎症、疼痛、肿胀。所以，治疗类风湿性关节炎的根本手段还在于提高免疫力，这样才能避免关节坏死导致残废或者引发其他致命疾病。而木瓜中的有效成分刚好起到了提高免疫系统自主神经自我调节的能力。

一般情况下，如果不采取治疗或治疗不当，类风湿性关节炎在 5 ~ 10 年内的关节残疾率是 60%。现代医疗以控制炎症不让其加重致残为治疗原则，因此需要病人长期服药，但这又造成了新的问题，即药品对肾的损伤，所以不是长久之计。现在，有了这两个妙方，患者可以放心使用，不仅治标还能治本。